New Discoveries in the Search for Immortality to Help You Age Less Today

Sanjay Gupta, MD

CHASING LIFE

「健康長寿」の科学

世界の実例と研究成果からわかった「健やかに長生きする」方法

サンジェイ・グプタ

桑田 健／訳

JN047654

扶桑社

妻のレベッカと娘のセイジへ。

この本を執筆するための時間を与えてくれてありがとう。君たちのことをいつも考えながら、
この本の一語一語を書いていた。

そして両親のダムヤンティとスブハシュ、兄のスニールへ。

みんなが不死を実現できるように願っている。

目次

謝辞

デイビッド・マーティンはよき友人で、几帳面な研究者で、なおかつ素敵な執筆家だ。彼の助けがなかったら、この本を仕上げるのはまず無理だっただろう。私と同じように、彼は世界中の人々の寿命を延ばすことに情熱を注いでいる。私たちは幹細胞に関するモスクワの裕福な著名人向けの素晴らしい話に出合い、ニューヨーク州北部の百歳以上の人たちの英知から教えを受けるために時間を費やした。デイビッドは本書と同じ「Chasing Life」というタイトルのテレビのドキュメンタリー番組のプロデューサーも務めた。

第一章　寿命を延ばすための第一歩

長年にわたって関係を育んできた同僚や仕事相手とともに、現代版の不死の探求に取り組もうという話を始めた頃、私は若返りの泉を見つけたと信じるロシア人の噂を耳にした。もっと具体的に言うと、彼らは実質的な不死を実現する方法を開発したと確信しているとのことだった。事実、長寿を研究する人たちの間では、寿命の限界になりうるのは生きるのをもうやめたいという個人の意思だけという時代が急速に近づきつつある、そうした意見が広がりつつあった。私の頭の中にも、自動車のマフラーやトランスミッションを交換するかのごとく、遺伝子的にまったく問題のない体の一部を移植した元気はつらつな百二十歳の人たちの姿が浮かんでいた。そのロシア人たちは私が長寿の研究をしていることを聞きつけ、連絡を取ろうと試みていたのだ。彼らが自分たちの研究に光を当ててもらうことを目論み、ジャーナリストとしての私の立場を利用しようと考えていたのは間違いないだろう。正直なところ、私も最初は疑心暗鬼だったし、わざわざ相手にする価値などなさそうに思った。ところが、医師たちや恩恵を受けた患者たちの話を読めば読むほど、私はそれを鵜呑みにはしなかった一方で、大いに興味をひかれた。現地の医師たちからは、彼らの言葉を借りれば、「老化の速度を緩めるだけにとどまらず、それを反転させる」

方法をじかに見る気はないかとの招待を受けた。私は我慢することができず、インディ・ジョーンズのような冒険心を胸に、その申し出をすぐさま受け入れた。その結果、真冬のロシアに向けて旅立つことになった。飛行機から氷点下七度の地に降り立った私は、「そうか、アンチエイジングとはシベリアで冷凍保存されることと同じなんだな」と心の中で思ったものだ。それでも、グレーのウールのマフラーと、耳当ての付いたあの独特な見た目の帽子をかぶって、私は長寿の探求に向けての一歩を踏み出した。

私がドクター・アレクサンダー・テプリアシンと出会ったのは、クレムリンからそれほど遠くない高級ビジネス街においてだった。彼は誰もが欲しくてたまらないものを提供することから、この地では名前が知られていた。テプリアシン氏は笑顔と何本かの皮下注射によって、わずか十分ほどで「若さ」を提供するというのだ。自らが経営するビューティー・プラザ・ヘルス&スパでのこの注射を、彼は「治療」という言葉で遠回しに表現する。彼は顧客に対して、より若く見せることだけでなく、毛髪や皮膚を再生させ、より活力を与えることも約束する。当然のことながら、これには小さな問題がある。彼が提供するものは未試験で、世界のほとんどの国では違法だという点だ。

テプリアシン氏は肥満体の男性で、薄くなりつつある髪を後ろになでつけ、ウクライナ製のキャプテンブラックの葉巻を好む。彼の超現代的なクリニックは、ヴェルサーチェやカルティエなどの高級店が立ち並ぶ通り沿いにあるビルの最上階の二フロアを占めていた。斜めの角度が付いたガラス天井から差し込む自然光が、備品にどこか未来的な輝きを与えている。ロビーの中央にある金属製の螺旋階段を使うと、その上のフロアの治療室に行くことができる。

一月の外気から逃れてクリニックに入ってきた私を、テプリアシン氏は温かく出迎えてオフィスに招き入れ、紅茶やコーヒーを勧めてくれた。通訳を通じて、彼は自分が科学者であり、とても需要の高い治療によって人々を助けていると説明した。自身が執筆した記事を見せ、ヨーロッパ各地で評判が高まりつつあると教えてくれた。それでも、彼といるとそこはかとない不安をかき立てられた。彼が一言も言葉を発することなく、何秒間もじっと私のことを見つめていたからかもしれない。あるいは、全身黒ずくめのロシア人の大男がふたり、オフィスの片隅でじっと椅子に座っていたからかもしれない。

デスクの向こう側に座るテプリアシン氏は、手術室やロビーをはじめ、クリニック内の各場所を撮影したCCTVカメラの映像を表示するコンピューターの画面を絶えず気にしていた。画面上の小さな赤い三角形が、正面入口から入ってきた新しい患者や、赤い栓で密閉した小さな瓶を手に廊下を急ぐ若い科学者など、あらゆる動きを追っている。話をしている間も、テプリアシン氏の視線は絶えず画面の方を向いているように思われ、私はジェームズ・ボンドの映画に登場する科学者を連想した。検査助手たちは若く魅力的な女性ばかりで、全員が体にぴったりと密着した白衣を着ていることも、映画『ドクター・ノオ』の研究所のような印象を強めた。

テプリアシン氏は私のことをじっと見つめ、こちらがまだ質問しないうちから、自分の治療法は安全だと断言した。それればかりか、反論は受け付けないと言うかのように手を振りながら、結果を保証できるとも言い切った。自身の治療法を強く信じているテプリアシン氏は、シャツの袖をまくり、自らも注射を打っていると教えてくれた。そのおかげで年齢よりも見た目が若くなり、コレステロールの数値も下がり、しかも血圧の測定よりも時間のかからない治療でそれが実現したというのだ。テプリアシン氏は顔をさすり、髪を手でかき上げた。彼の話によると、ほかの効果としては、髪の毛の色が濃くなったこと、肌が若返ったこと、より活力にあふれていること、などがあるという。初対面だった私には、治療がテプリアシン氏にどれほどの効果をもたらしたのかわからなかったものの、その時の彼は心の底から満足している様子だった。もしかするとこの男性は、この何千年もの間、冒険家たちがどうしても手に入れられずにいたものを本当に発見したのかもしれない。

テプリアシン氏は手にしたバイアル瓶を前後に振っていて、その容器をのぞき込んだ私に向かって、室内の全員に聞こえるような声である言葉をささやいた——幹細胞。そう、幹細胞治療を法的にはっきりと禁じている当局の目と鼻の先で、テプリアシン氏はそれを実践しているのだ。事実、彼はモスクワで最も有名な幹細胞クリニックを経営していて、インターネットにも広告を出しており、顧客はクロアチアからパリまで幅広い。世界の科学の中心地たるアメリカから訪れた私は、自分たちが情けないまでに遅れていると痛感した。アメリカでは幹細胞治療の可能性についての話が出ている段階にすぎなかったからだ。中絶数が出生数の二倍に達するロシアでは、胎児とその幹細胞の供給源が豊富にあり、その使用が急速に増えつつある。

幹細胞治療はモスクワのゴシップ好きな人々の間や地下社会の一部になった。モスクワの有名人の誰が治療を受けたかという噂が盛んに広まっている。製薬業の億万長者ウラジーミル・ブリンツァロフ氏はマスコミに対して、かつてあばただらけだった自分の皮膚が幹細胞の注射によって今では赤ん坊のようにつるつるになったと吹聴した。ウクライナの政治家ビクトル・ユシチェンコ氏のきれいな肌が、二〇〇四年の大統領選挙に立候補した際に突如として変色してあばただらけになった時、モスクワ市民の間では幹細胞注射に失敗したのが原因だとの噂がまことしやかに広まった。後になって、彼はダイオキシン中毒で体調が悪化し、顔に痕が残ったのが明らかになった。

モスクワ市内を移動して様々な研究所や「美容クリニック」を訪れた私は、驚くべき何かを発見したのだと多くの著名なロシア人たちが本気で信じており、そのためクリニックのお目付け役を務める機関も取り締まりに関しては見て見ぬふりをしているのだということに気づいた。その存在が広く知れわたっているにもかかわらず、美容目的の幹細胞治療はロシアにおいて表向きには違法とされている。だが、治療を提供するロシア語のサイトがいくつも見つかるインターネットを見る限りでは、そのことはわからないだろう。ロシアの首都には幹細胞のクリニックが五十軒はあるとの話も伝わっている。当然のことながら、そうしたクリニックの院長のほとんどは表に出たがらず、話もしてくれなかった。だが、テプリアシン氏は違った。

面会した時、テプリアシン氏は誇らしげにクリニックの中を案内し、治療の流れを説明してくれた。一連の検査の後、患者は局所麻酔による手術を受け、腹部もしくは太腿から五グラム以上の脂肪組織を摘出される。検査助手がその脂肪細胞をバイアル瓶に入れ、溶液に浸した後、遠心分離器にかける。そこから抽出された貴重な幹細胞は、特別な成長培地に移して培養される。幹細胞は骨髄や脂肪など、体内の多くの異なる部分に存在していることがわかっている。細胞が十分に増殖したら、幹細胞をバイアル瓶ごと液体窒素のタンクに入れて冬眠状態にして、皮下注射の時を待つ。ここが極めて重要なポイントになる。治療を受ける患者は自分の幹細胞を注射されるので、胎児から採取した細胞を使用した時に起きるような拒絶反応のリスクはない。

テプリアシン氏は顧客たちが料金に見合うだけの効果を得られると語った。幹細胞は人をより若く見せるだけでなく、ストレス、悪い食事、エックス線からの放射線、ウイルスなどの影響を逆転させ、寿命を延ばすとも言う。要するに、こうした治療は人々が長寿を目指すための手伝いをしてくれるのだ。これまでずっとチーズバーガーを食べ、日焼け止めを塗らずに海岸で太陽の光を浴びてきた人生でも、テプリアシン氏の言葉を借りれば、自分の幹細胞を使い、ダメージを受けた細胞を未使用の新しい細胞で再建して若返らせることで、なかったことにできるのだと想像してほしい。

安全で効果があることを確かめるためにアメリカやヨーロッパで必要とされる臨床試験を、幹細胞治療が一切経ていないことは事実だ。それでも、進んで治療を受けようというロシアの裕福なエリート層やヨーロッパのほかの国々からの顧客は引きも切らない。液体窒素の入った円筒形の容器の横に立つ検査助手が手袋をはめた手でトレイを持ち上げると、そこには千本のバイアル瓶が収納されていた――これは料金を支払った五百人分の顧客に相当する数だ。値段は決して安くない。一連の治療で一万ユーロから二万五千ユーロ。顧客にしてみれば、自分たちにはすでにわかっていること――幹細胞には老化を食い止めるだけでなく、時計の針を逆向きに動かして生物学的に若返らせてくれる力があること――を、『New England Journal of Medicine』が記事として掲載するまで待つまでもない、ということなのだ。

「彼らは苦痛のない暮らしに慣れている」テプリアシン氏は語った。「彼らは年を取りたくないと思っている。ずっと若いままでいたいと思っている。そして我々は、それが特別ではないやり方で可能だと言うことができる。簡単にできることなのだと」テプリアシン氏は不死を追い求める現代版の探検家のような存在で、本人は自分が最も成功を収めているのだと信じている。実際の成功がどれほどのものなのかは数十年が経過した後でなければわからないが、老化の時計の針を止めて若いままでいようという試みは今に始まったことではない。何百年も前から、科学者、錬金術師、医師、探検家、そのほか多くの人たちが、若返りの秘薬の発見や製造を試みたり、人間の寿命を延ばす別の方法の開発に取り組んだりしてきた。そんな老化の治療法をうたったもののなかには、近所の健康食品売り場ではまずお目にかかれないようなものも含まれる――犬の睾丸、雄ジカの心臓、処女の吐息など。歴史を振り返れば、永遠の若さという偽りの約束を提供する風変わりな秘薬の話はいくらでも転がっている。

フアン・ポンセ・デ・レオンは若返りの泉を探す旅に出て、一五一三年に偶然フロリダ半島を発見した。今だったらそれをネタにしたTシャツが売り出されることだろう。古代のヘブライやヒンドゥーの言い伝えにも、永遠の命を与える水源の物語がある。二千年以上前の中国の皇帝たちは、不死の捜索のための海洋探検隊を派遣することこそが何よりも重要だと考えていた。彼らが探し求めていたのは命を与える水ではなく、不死の人々が暮らすと考えられていた東の海の島国だった。古代ギリシアにおいては、世界の果てに暮らすヒュペルボレイオス人は一切の病気にかからず、千歳まで生きると信じられていた。

より最近の例に話を移すと、かなりの長寿の人たちがいるとの報告を受けた科学者たちが、当時はソビエト連邦だったコーカサスの人里離れた地域を訪れた。ソ連の科学者たちは住民たちが百四十五歳まで生きると主張した。パキスタンのカラコルム山脈や南米のアンデス山脈北部も、住民たちが相当に長生きをする場所としての評判を得ていた。この三例はいずれも、異例なまでの長寿は優れた健康のおかげではなく、ずさんな記録管理のせいだったと判明した。

あらゆる努力にもかかわらず、私たち人類はフランス人女性のジャンヌ・カルマンさんが残した寿命の限界値の枠内にとどまっている。彼女は一九九七年に百二十二歳と百六十四日で生涯を終えた。これが確認の取れた長寿の最高記録だ。フィットネスの先駆者でさえも年を取る。ジャック・ラレーンさんは九十代になっても水泳を続けていたが、生涯を運動と健康的な生活に捧げてきた彼でさえも、老化から逃れることはできなかった。

私たちが揃って長寿への取り組みを始めるに当たって、アンチエイジングのための処方箋の話に入る前にいくつかの点をはっきりさせておくことが重要だ。第一に、老化はそれ自体が心臓病、がん、糖尿病、アルツハイマー病、パーキンソン病などの数多くの疾患の主要なリスク要因に当たる。また、州および連邦機関が死亡の関連原因および根本原因の基準リストを改定した一九五一年以降、アメリカでは高齢によって死亡したと公式に認められた人はいない。「高齢」はその年に死因のリストから外されたためだ。たとえ事務手続き上はそうであっても、老化とは細胞のレベルから臓器や系統のレベルに至るまで、生理学的な機能が失われていくプロセスで、それによって人間は心臓病、脳卒中、がん――アメリカの高齢者の三大死因――を発症しやすくなる。

いろいろな意味で、老化は定義するよりも言葉で説明する方が簡単だ。老化の症状には、わかりにくいものとわかりやすいものの両方がある。以前よりも目が悪くなったり耳が聞こえにくくなったりする、白髪が増える、皮膚のしわが増える、反射神経が衰える、頭の働きが鈍くなる、筋肉が弱くなる、骨がもろくなる、肺活量が小さくなる。これらは老化のわかりやすい兆候だ。とはいえ、人の老化を見るのは草の成長を見るのと似ている。日々の変化を探しても見つけることはできない。老化のプロセスはゆっくりと時を刻む時計と同じで、一年後には私たちの誰もが老いる。

言うまでもなく、私たち全員の老化が同じ速さで進むわけではない。私たちの時計はそれぞれが異なる速度で時を刻む。八十歳で元気いっぱいの人もいれば、寝たきりの人もいる。同じ人でも変化の速度が異なる場合だってありうる。頭の働きがはっきりしている人でも心臓病を患うかもしれない。視力が衰えても肺は健康だという人もいるかもしれない。幸運にも高齢まで生きることができた場合、同じ年齢の人たちと比べてそれぞれに具合のいいところと悪いところがあるはずだ。

私たちが投げかけるべきひとつの質問は、より速いスピードでの老化を防ぐものは何かということだ――これについては本書の中で深く掘り下げるつもりでいる。結局のところ、私たち人間は比較的恵まれている。最も長寿のライオンでも三十歳までしか生きられない。サルの最高齢は五十歳、ワシは八十歳だ。長寿の物差しで人間を上回るのは、最長で約百五十歳まで生きられるカメだけだと思われる。

ただし、すべての生き物が老化という屈辱を経験するわけではない。アリゲーター、ガラパゴスゾウガメ、サメ、チョウザメ、ロブスターは一生を通じて成長を続け、年齢を重ねても身体機能の明らかな低下は見られない。五十歳のロブスターでも若いロブスターと同じようなスピードではさみを閉じることができるのだ。

もうひとつ重要なのは、私たちのほとんどはただ長生きすることだけを望むわけではないだろうという点だ。この世に残された時間においてある程度の生活の質が約束されないのであれば、寿命を延ばしたいとは考えない。長生きはしたいものの、その場合には健康な心と最小限に機能する体があることを望む。選択肢があるのならば、私たちのほとんどは白熱電球のような生き方を選ぶはずだ――電球が切れる最後の瞬間まで、明るく光り輝いていたいと。私たちは長生きをして、ぽっくり死にたいと思う。人生の大半を若い十代の体で生きられるとしたら理想的だ。治癒力が最大値になる十一歳の体をその後も維持することができれば、人間は推定で千二百歳まで生きられる可能性があるという。

現在のところ、私たちのほとんどは二十歳から三十歳の間に肉体的なピークを迎え、その後は着実に衰えが始まる。七十歳までに最大換気量の四十パーセントを失い、筋肉量と骨量が減少し、体脂肪が増加し、視力と聴力が低下する。長寿を目指したいと思うかもしれないが、心と体の機能を犠牲にしてまで長生きはしたくはない。

寿命を延ばすことに関しては、この百年間で目覚ましい進展が見られた。一九〇〇年のアメリカの平均寿命は四十七・三歳だったが、これは高い乳児死亡率によって押し下げられた数字だ。当時のアメリカ国内のトップの死因は、肺炎・インフルエンザ、結核、下痢・腸炎だった。

事実、フランクリン・デラノ・ルーズベルト大統領が社会保障法に署名した一九三五年、労働者たちは定年まで勤め上げることができれば運がいいと見なされた。一九四〇年に連邦政府がバーモント州ルドローのアイダ・メイ・フラーさんに初めての月払いの社会保障給付を実施した時、平均寿命は六十四歳だった。運よく六十五歳まで生きることができれば、その先さらに平均して十二・七年を生きられる可能性があった。アイダ・メイ・フラーさんはルーズベルト大統領も含めた全員の予想を上回った。彼女は百歳まで生きた。ルーズベルト大統領は六十三歳で死去した。

二十世紀末にはアメリカ人の平均寿命は七十六・九歳に達し、その後も少しずつ上昇を続けている。これを書いている時点で、アメリカの女性の平均寿命は八十・四歳、男性は七十五・二歳だ（コロナ禍で平均寿命は低下した）。

清潔な飲料水の確保などの公衆衛生対策と、抗生物質の発見などの医学の進歩のおかげで、二十世紀にははるかに多くの子供たちが無事に大人まで成長できるようになった。こんにちの科学の課題は、私たちが老後を元気で暮らせるようにすることだ。私たちが長寿を目指し、同時にそれを楽しめるようにすることだ。

医学の進歩と公衆衛生の向上は、老化についての私たちの概念をすでに変化させてきた。私たちの期待は高まっている。科学技術は私たちに対して、新たな可能性を信じる気持ちを与えてくれた。今では七十代およびそれ以降も生きられると期待するだけでなく、その先の何年にもわたって心身ともに活発であり続けることを望んでいる。六十代や七十代が終わりの始まりではなく、新たな始まりになることを望んでいる。研究は途方もない進展を遂げていて、人生の質を向上させてその長さを延ばすために私たちが今すぐにでもできることがたくさんある。しかも、かなり有望な進歩についてもその姿が見えつつある。

老化を研究する人たちの多くは、「平均寿命」ではなく「健康寿命」と呼ぶものについて考えることを好む。また、「活動的平均余命」という言葉も使用していて、これは慢性的な機能障害とは無縁の生活が期待できる年数を意味している。

本書の目標は読者の皆さんの活動的な余命を延ばす助けとなることにある。巷には数多くの相反する情報があふれているので、私はそのエッセンスを抽出し、健康を改善して長寿を実現するために皆さんが今すぐに選ぶことのできる最も効果的な選択肢を示すつもりだ。私たちは誰でも、自分の人生に影響を及ぼす決定を日々下している。そうした決定を合計すると、あなたの寿命を決める要因の約七十パーセントを占める。その事実を知っただけでも、寿命と健康寿命を延ばすことになる決定を今すぐに下したいという気持ちになるはずだ。また、青年期の選択肢の多くはあとあとまで長く残る影響をもたらす。けれども、たとえ八十歳であっても、より長く、より健康的な人生を追い求めるのに手遅れだというわけではない。私は本書の中でいくつかの都市伝説を暴くつもりだ。また、幹細胞、テロメア、ナノテクノロジーをはじめとする数多くの領域において世界各地の研究所で進められていて、一部の人たちがすでに「実質的な不死」と呼んでいるものへの扉を開くことになるかもしれない最先端の科学についても話をするつもりだ。過大な約束をするつもりはないが、長寿への道に足を踏み出すために今日からできる小さいながらも目覚ましい効果のある変化を知れば、皆さんはきっと驚愕することだろう。本書では長寿の研究が向かっている先と、皆さんが今できることに関して、最新の研究に基づいて掘り下げていく。余命を変えるために私たちはどれだけのことができるのか？ 簡単に答えると、「たくさんのこと」となる。

本書の調査と執筆中に、私はすでに自分自身の人生を変えたいくつかのことを発見した。例えば、しっかり食べることが大切なのは言うまでもないが、食べる量を減らすことでより長生きができるかもしれない。どの本でも運動を勧めているが、長い目で見て最も大きな恩恵を得られるのは、上半身のレジスタンスエクササイズなどの正しいタイプの運動をすることだ（毎日六十分間のステップマシンではない）。考え方もかなり大きな違いをもたらす。楽観的に考えるだけでも効果があるし、充実した時間を毎日過ごせればストレスレベルが下がる。本書ではそれを実践するための信頼できるやり方を紹介するつもりだ。夜間に十分な睡眠を取る、日中には脳をきちんと使う、人と交わる、趣味を持つ。それらはすべて、より長く、より健康的な人生のための秘訣らしい。より長い人生のためのこうした秘訣や、それらを達成するための最善の方法について、個別に説明するつもりだ。

健康に関するアドバイスを提供する書籍の多くはひとつの領域に焦点を当てている。脳を健康に保つ方法、ピークの体調を維持する方法、ストレスを減らす方法、あるいはより良質の睡眠を取るための方法のうちの、どれかひとつを教えてくれる。なかにはとても優れた本がある一方で、食事と生活様式に対してバランスの取れたアプローチが必要なことは常識的に考えればわかる。本書ではそのことを提言するよう努めたい。また、本書を多くの雑多な類書とは一線を画した、明確で簡潔なガイドブックにしたいと考えている。

そうしたアドバイスのなかには意外なものがあるかもしれない。例えば、身体の健康は年を取ってからの認知能力に大きな影響を及ぼす可能性があるし、精神状態は長期的な身体の健康に大きな影響を及ぼすかもしれない。たくさんのサプリメントの摂取を多くの専門家が推奨しているが、実際にはそれほど効果的ではないかもしれない。低カロリーの食事を摂取することによる細胞反応が一連の流れを引き起こし、結果的にはより長い人生につながると考えられる。どれだけの量の運動を、どんな種類の運動をするかで大きな違いが生じる。ダークチョコレートを食べる。スパイスのターメリックが含まれる食事を取る。赤ワインや緑茶、さらにはコーヒーを飲む。これらはすべて、より長く、より健康的な人生を送る助けになるし、格段にシャープな頭の働きにもつながる。

科学界にいる人たちの多くは人間の寿命を変えるための方法を考えている。彼らは老化の理解の飛躍的な進展を想像し、老化に対抗するための方法を夢想している。そうした素晴らしき新世界の科学においては、自動車の使い古したブレーキを交換するかのように、使い古した臓器を交換できるようになる。特殊な酵素あるいは遺伝子療法で細胞が若返る。微小なナノロボットが体内を巡回し、これから起こる健康上の問題を事前に知らせることで、対処が可能になる。いつの日か幹細胞がアルツハイマー病やパーキンソン病などの変性疾患を予防してくれるだろうと、研究者たちは予想している。こうした治療法の進歩は今の私たちが持つ人間の寿命の概念を打破し、数十年あるいはそれ以上の単位で寿命を延ばすことになるかもしれない。未来学者で発明家のレイ・カーツワイル氏は、科学の進歩があまりにも急激なため、あと数十年を乗り切れれば、私たちは永遠に生きられるようになるかもしれないと考えている。

先進各国の研究所での目まぐるしい動きにもかかわらず、不老不死の秘薬はまだ発見されていないため、より長く、より健康的な人生を送りたいと考える私たちは、現時点で道しるべとして使用可能な最良の情報に頼るしかない。もちろん、絶対の保証はない。清く正しい生き方の模範のような人生を送る人でもがんになるし、医師やほかの人たちからの助言を長年にわたって無視する人が高齢まで生きることだってある。あのジャンヌ・カルマンさんも、百十七歳になるまでタバコをやめなかったという話なのだから。

絶対の保証はない一方で、私たちは両親と同じ寿命に縛られる運命にあるわけではない。どれだけ長く生きられるかに関しては遺伝子が何らかの役割を果たしていると思われるものの、寿命を決めるうえで遺伝子が占めている割合は約三十パーセントにすぎないとの研究もある。残りの七十パーセントは自分次第なのだ。私たちの誰もが知っている簡単なルールが存在する。ただし、時には忘れてしまうこともあるだろう。現時点での最善の健康習慣を取り入れると読者の皆さんが私に誓ってくれなければ、本書に記されていることは意味がなくなってしまう。何を食べるか？　どれだけの量を食べるか？　どこで、どんな暮らしをするか？　タバコを吸うか？　シートベルトを締めるか？　オートバイに乗るか？　運動をするか？　生活様式が大きな違いをもたらす。驚くべきことに、四千六百五十万人のアメリカ人が喫煙者だ（二〇二〇年時点では三千八十万人）。そのうちの半数に、障害を抱えたり早死にしたりする結果が待っているというのに。

老化を止めることはできないが、より長く、より健康的な人生の可能性を高めるための手順を踏むことはできる。本書を執筆するに当たって、私はアンチエイジング医学という急成長中の分野を見てきた。世の中にあふれる相反する情報にできる限り切り込んでいくとともに、いい年齢の重ね方をするために今の時点では何ができるのか、そして将来にはどんな治療が可能になるのかについても伝えたいと思う。

ほかの先進国の人たちの詳しい調査から、生活様式の選択が結果的にはより長い人生につながりうることがすでにわかっている。日本、イギリス、フランス、スウェーデンなど二十か国以上の先進国では、アメリカよりも平均寿命が長い。

そうした国々の多くの人たちは、年を取るにつれて私たちの体に不思議な変化が起きることをすでに学んでいる。老化のプロセスは続くものの、加齢に伴う病気の発症率が著しく低下するのだ。がん、骨粗しょう症、アルツハイマー病の発症率は年齢を重ねるにつれて低くなる。それはあたかも体と心が、ここまでたどり着くことができたのならば、もっと長く頑張ってある種の不死を実現できるのではないかと気づいたかのようだ。それこそが長寿を目指すことの最終段階に当たる。私の目標は、読者の皆さんが病気知らずで健康な精神を保ったまま、より長生きができるところまで導くことにある。

違法な幹細胞注射を打つ必要もないし、自分版の不死を実現するために極寒のロシアまでわざわざ出向く必要もない。あなたに代わって私が確かめてきたのだから。実際、私は世界の各地に足を運び、成功や不屈の努力や昔ながらの清く正しい生き方の話を集めてきた。どこに行こうとも、私たち全員に共通するあることが見つかる。私たちは誰もが長寿を目指しているのだ。まずは次の目的地となる日本の沖縄で、百歳まで生きることを学ぶとしよう。

第二章　百歳まで生きる

奥島ウシさんは大勢の人でにぎわう沖縄の農産物直売所での仕事を一日たりとも欠かしたことがない。彼女は島の名産の柑橘類の販売を任されている。頼りになる存在ということに加えて、奥島さんは観光客にとても人気があり、写真の撮影や握手にも気さくに応じる。時には雪のように真っ白な髪に触ってもいいかと訊ねる人もいる。島を訪れる人たちの間でそれほどまで話題になる理由は彼女の年齢にある。彼女は百三歳だ。ほとんどの基準に照らし合わせるとかなりの長生きということになるが、沖縄の人たちの間では必ずしもそうではない。百六十の島から成る沖縄県の住民たちは、地球上のほかのどの地域に暮らす人々よりも百歳まで生きられる可能性が高い。世界一の平均寿命を誇る日本でさえも、沖縄の長寿は際立っている。

まず、沖縄では世界のどこよりも心臓病、脳卒中、がんの発症率が低い。前立腺がんはまれで、乳がんもかなり少ない。奥島さんをはじめとする多くの沖縄県民が、アメリカや世界のほかの国の人たちが重篤な健康上の問題にしばしば悩まされる年齢を大きく上回ってもなお、心身ともに元気で、他人に頼らずに暮らしていることは、高度な検査を用いるまでもなくわかる。日本の本土と台湾の間に位置する沖縄では、二〇〇五年の時点で人口百三十万人のうちの六百九十九人が百歳以上で、これは人口十万人当たりに換算すると五十一人になる（二〇二〇年時点では百歳以上は千二百十五人、人口十万人当たりに換算すると八十四人）。アメリカの数字を見ると、人口十万人当たりの百歳以上の数は十人にすぎない。

この数十年間、沖縄が老化研究の一大中心地となっていることは驚くに値しない。科学者たちは沖縄県民の血液を採取し、心拍数と血圧を測定し、食事や社会的な交流を精査し、暮らしぶりや人生観について長時間に及ぶインタビューを実施してきた――すべては何がこの島の住民たちをそんなにも長い間、そんなにも健康な状態に保っているのかを学ぶためだ。言うまでもなく問題となるのは、彼らが遺伝子的に長寿を保証されているのか、あるいは彼らの生き方にはほかの人たちの参考になるような何かがあるのかということだ。もっと簡単に言うと、私たちも沖縄県民のように暮らすことでもっと長生きができるのだろうか？

ひとつ目の質問に答えるとしよう。沖縄の人たちは「長寿の遺伝子」を持っているのか？　答えはどうやら「ノー」らしい。このことは簡単な理由からわかる。故郷を離れて新しい国や地域の生活様式を取り入れた元沖縄県民は、短期間のうちに新たな隣人たちと同じくらいの寿命になる。それはつまり、彼らの長寿はその暮らしぶりに原因があり、年齢による影響に対して遺伝子の保護が働いているのではないことを示している。ということは、私たちは彼らから何かを学べるわけだ。では、彼らはどのように生活しているのか？

これは私にとっては驚きだったのだが、沖縄の人たちは安楽な暮らしを送っているのではない。そもそも、伝統的な沖縄方言には「隠居」に当たる単語が存在しないという。彼らは若い頃から懸命に働き、働くのをやめない。本章のための調査をしている時、九十代になっても毎日船から海に飛び込み、ウニ漁をしているという沖縄の漁師の話を聞いた。家族がもうやめるように繰り返し頼んでも、本人は言うことを聞かないそうだ。その代わりに、小船から海に飛び込んで戻ってこなかった場合に備えて、船体の側面に電話番号を記しておくことには同意したという。奥島ウシさんも長寿の秘訣を質問されて、楽な暮らしではなく骨の折れる仕事の話をした。

「私たちは畑で何時間も働いたよ」彼女は言う。「自分たちで育てた野菜を食べてきた。余分な食べ物には絶対にお金を使わなかったね。だからこんなにも健康に暮らしているんだと思うよ」

そう考えるのは奥島さんだけではない。目的を持って一生懸命に働くことは、沖縄の百歳以上の人たちに共通するテーマのようだ。漁師も、庭師も、ほかの仕事に就く人たちも、八十代、九十代、さらにはその先も働き続ける。

直売所の奥島さんは、七十六歳になるボーイフレンドと一緒にいることが多い。並外れた健康と元気にあやかりたいと思う人たちへの彼女のアドバイスはこうだ。「若い男を捕まえること。若ければ若いほどいいね」私は彼女が冗談を言っているのかと思ったが、長寿の成功者の話なので、一言も聞き漏らすまいと耳を傾けた。これだけは断言できる。奥島さんやほかの沖縄県民は一生懸命に働くだけでなく、生涯を通じて活動的な生活様式を維持している。散歩をしたり庭仕事をしたりしながら成長する。多くの人が武道や伝統舞踊に取り組む。つまり、何らかのアクティビティを行うこと、必ずしも運動に限らず絶えず体を動かすことが、少なくとも沖縄の人たちの場合は長寿と関連がありそうだ。

沖縄の食事は、少なくとも島に暮らす年長者の間では、一六〇〇年代からほとんど変わっていない。果物、野菜、精製されていない炭水化物が豊富だ。主食は汁物、大豆製品、玄米。魚を食べるのは週に数回で、乳製品、脂肪、肉、砂糖の摂取は最小限にとどめる。伝統的な沖縄の食事はアメリカ人の食事と比べると、平均で一日当たり約五百キロカロリー少ない。沖縄の人たちはカロリーの摂取量が少ない一方で、食べる量はむしろ多い。それは沖縄の伝統的な食べ物はカロリーが高くないからだ。彼らが口にする食べ物は水分を多く含む。アメリカ人の食事はもっとエネルギーが詰まっていて、その一方で水分は少ない。私たちが好んで食べる脂肪と糖分は食品一グラム当たりのカロリーがより高い。ハンバーガー、ピザ、サンドイッチという私たちの三大好物は、どれもカロリーが詰まった小型爆弾なのだ。

同じように重要だと思われるのは、沖縄の人たちには満腹になる前に食卓を離れるという伝統があることだ。この伝統は「腹八分目」と呼ばれる。私はこの言葉が大好きで、妻と外食する時には小声でつぶやいていることもある。これは満腹になるまで食べずに八十パーセントでやめておくという意味だ。神経科学の観点から見ると、これは大いに理にかなっている。私たちにもう満腹だと知らせる脳の領域は、実際の食べる行為からは数分ほど遅れて作用する。そのため、ゆっくりと食べることはカロリーの摂取量を抑制するという点で効果がある。次の食べ物を口に運ぶ前に多少の時間を空ければ、たとえ少し前の時点では空腹を感じていたとしても、すっかり満腹になっていることだろう。沖縄の人たちの長寿の秘訣は食事だけではないかもしれない。彼らは社会的な結びつきが強い。

沖縄県民は近所の人を助けることが大切だと信じていて、このような相互扶助を「ゆいまーる」と呼ぶ。沖縄の被験者のストレスレベルが非常に低かった理由のひとつはそこにあるのかもしれない（ストレス、生活様式、人生観については第八章で扱うことにする）。

残念なことに、沖縄県民の驚異的な健康は、主に大規模な米軍駐留の影響で西洋風の食事や生活様式が日々の暮らしに入り込んでいることから、消えつつあるかもしれない。多くの若い沖縄県民は、駐留している何千人もの米国軍人向けに提供されるピザ、ハンバーガー、フライドチキンを好むようになった。事実、今では日本で最も肥満率の高いのが沖縄県で、人口ひとり当たりのハンバーガーレストランの数も最も多い。つまり、彼らはよりアメリカ人に近い食べ方をしているのだ。今後、彼らの並外れた長寿は逆の方向に進み始め、寿命も北アメリカ大陸に住む太った友人たちの数字に近づくと予想される。

余分なカロリーが悪影響を及ぼす

アメリカの食習慣はバイキング料理の列に並ぶふたりの人物に関する古くからのジョークを連想させる。ひとりが「この食べ物はひどいな」と言うと、もうひとりが「そうだな、それに量も足りないよ」と言う。私たちは食べる量が多すぎるし、私たちが口にする食べ物はひどい――少なくとも、栄養学的に見ると。

私たちがどのくらいの量を食べているのか考えてみよう。アメリカ合衆国農務省の最新の数字によると、一日の摂食量は一九七〇年の二千二百三十四キロカロリーから三十年超で二千七百五十七キロカロリーと、十六パーセント増加した。一日当たりで五百二十三キロカロリー増えた計算になる。その増加分のうち、脂肪と油が二百十六キロカロリーを占める。実際のところ、農務省によるとその三十年あまりで脂肪と油の摂取量は六十三パーセント増加していて、その分だけで血管が詰まったとしてもおかしくない。社会全体として肥大化したのもうなずける。

この三十年間に一日当たりの食事で増えた分のカロリーを運動で減らそうと思うと、けっこうな時間がかかる。体重二百ポンド（約九十キロ）の人が五百二十三キロカロリーを燃焼させるためには約一時間四十分歩かなければならない。ジョギングの場合は一マイル（約一・六キロ）を十分のペースで三十二分間かかる。忘れないでおいてもらいたいのは、ここで私が話題にしているのは一日に摂取する総カロリーのことではないという点だ。その四分の一にも満たない。一九七〇年以降で私たちが平均して余分に摂取するようになった五百二十三キロカロリーだけを問題にしている。体重が百五十ポンド（約六十八キロ）の人ならば、その余分なカロリーを減らすための労力はもっときつくなる。ウォーキングならば二時間十三分、同じ一マイルを十分のペースのジョギングなら四十三分だ。こうした数字から、食べた分を運動で燃焼させるよりも食べる量を減らす方がはるかに簡単だということが明白にわかる。私たちが摂取したカロリーのうちの燃焼されなかった分はすべて、脂肪として蓄積される。ここでは情け容赦のない数式が関係してくる。

より多い量の摂取カロリー－同じ量のカロリー燃焼＝より多い量の脂肪

私たちが狩猟採集民族だった頃はこれでもよかったが、脂肪を蓄積するという進化のための戦略は、世界の大部分で食べ物が簡単に入手できる現代においては大問題だ。

私たちが摂取するカロリーの総量は、座ったままでいることの多い生活様式と相まって、アメリカにおける肥満率の急増を招いた。推定でアメリカ人の六十五パーセント——一億七千五百万人以上——が、太りすぎもしくは肥満に当たる。ほかの多くの先進国においても同じような肥満の急増が見られる。世界全体で見ると、十億人が太りすぎ、少なくとも三億人が肥満と推定されている。

増加傾向

国民健康栄養調査によると、アメリカ人の成人で太りすぎもしくは肥満の人の割合は、一九八八年から一九九四年までの調査での五十五・九パーセントから、一九九九年から二〇〇二年までの調査での六十五・二パーセントに増加した。よく考えてみてほしい。アメリカ人の三分の二近くが太りすぎもしくは肥満に該当しているのだ。ウエストの数字が増えたことで、心臓病や糖尿病などの病気も増えることになった。

ペンシルベニア州立大学のドクター・バーバラ・J・ロールズは食べ物の摂取量の心理学的・生理学的なコントロールに関心を抱いている。簡単に言うと、彼女の目標は私たちがなぜそんなにもたくさん食べてしまうのかを突き止めることにある。彼女が言うには、第一の問題は食べすぎることが今ほど簡単な時代はないという点だ。それと同時に、運動の機会が減ってきている。ロールズ氏や現場の人たちは、増えつつある一人前の量こそがいちばん怪しい容疑者だと見なす。その原因は外食の回数の増加だ。これには忙しいスケジュール、通勤時間が長くなったこと、共働きの家庭が増えていること、など数多くの理由がある。一般的にレストランで食事をすると、家庭で調理した食事よりも脂肪と飽和脂肪酸の摂取量が多くなり、食物繊維と微量栄養素の摂取量が少なくなる。ファストフード・レストランでは「特盛」という選択肢があり、安いだけでなくかなりの量の食事を注文できてしまう。過剰な量の食事が提供されるのはファストフード店だけではない。ロールズ氏が『Nutrition Today』誌に発表した論文で指摘しているように、私たちは〇・五ポンド（約二百二十五グラム）のマフィン、一ポンド（約四百五十グラム）のステーキ、二ポンド（約九百グラム）のパスタを注文することもできる。ほとんどの映画館にあるMサイズのポップコーンには千キロカロリーもが含まれている。ロールズ氏によれば、家庭においても一人前の量が増えているという。

ロールズ氏は、少なくともアメリカの場合、一人前の量が増えれば体重も増えると考える。私たちは彼女が「エネルギー密度が高い食品」と呼ぶものを食べる傾向にある。頭に入れておいてもらいたいのは、「エネルギー密度が高い」とは食品一グラム当たりのカロリーが多いということだ。すでに述べたように、沖縄の人たちは食べ物の摂取量が多いが、果物や野菜は水分を多く含んでいて、エネルギー密度は高くない。果物や野菜は私たちが必要とするビタミンや栄養分も非常に多く含んでいる。

ロールズ氏は私たちアメリカ人が西洋風の食事を捨てる必要があるとは考えていない。なじみの薄い食べ物は口に合わないのが一般的なので、まったく新しい食生活を取り入れることを主張するのは失敗のもとだ、そう彼女は言う。その代わりに、好きな食べ物の量を少しだけ減らし、それもカロリーを少しだけ控え目にするのがいいと勧める。つまり、ハンバーガーを減らして、レタスやトマトを増やすということだ。

ロールズ氏はこの問題を扱った著書を二冊執筆していて、読者に対して話がうますぎて信じられないような経験を味わうための機会を提供している。それはもっとたくさん食べて体重を減らすというものだ。彼女の著書『The Volumetrics Weight-Control Plan』の表紙には、四分の一個分のチーズバーガーとボウルにたっぷりよそったスープの写真が並んでいて、その間には「＝」の記号が置いてある。それが伝えたいのは、水分含有量のより多い食べ物を選びましょうと言うことだ。そうすることで、食べる量を増やすと同時にカロリーを抑えることができる。より多くの食べ物を口に入れつつ、より少ないカロリーを摂取していることになるのだ。

ロールズ氏によると、二十五パーセント少ない量を食べ、その食べ物のカロリーが二十五パーセント少なければ、一日当たりの摂取量が八百キロカロリー減る。これはかなり大きな数字だ。

ほかの研究者たちは一日当たり百キロカロリーを減らすだけで肥満を回避できると言う。一日に十キロカロリーを余分に摂取すると――つまり、燃焼する分よりもたった十キロカロリー多いだけで――体重が一年間で一ポンド（約四百五十グラム）増える。それを続けていくと、大学を卒業した日から四十代になるまでの間に二十ポンド（約九キロ）増える計算になる。十キロカロリーというのはほんのわずかな量だ。テーブルスプーン一杯分のケチャップで十キロカロリー以上ある。それなのに、さっきも述べたように、アメリカ人は三十年前と比べて一日当たりで五百キロカロリーも多く摂取しているのだ。もちろん、極端に走るのもよくない。カロリーを気にするあまり餓死寸前になるようでは元も子もない。

私たちが沖縄の人たちを見習って腹八分目で食事を終えることができるかどうかについて、ロールズ氏は疑問視している。

「どうすれば腹が八十パーセント満たされたとわかるのでしょうか？」彼女は言う。「ほとんどの人は百四十パーセントになってもわからないというのに」

先ほども触れたが、どの程度まで満腹なのかを伝える信号を、体が私たちに対して送らないわけではない。ちゃんと送っている。信号は神経と化学伝達物質の両方を通じて伝わる。上部消化管からの信号は、私たちのおなかがどの程度ふくれているのかと、摂取した栄養分の量に基づいて送られる。信号はちゃんと存在している。私たちがそれを無視しているだけなのだ。

研究から、私たちは目の前にある食べ物をどうしても我慢できない性分なのだということが判明している。ある調査では、二十三人の標準体重および太りすぎの人たちが集められ、十一日間にわたって食事を提供された後、二週間の間隔を空けて再び十一日間にわたって食事を提供された。一回目の十一日間の実験中、被験者は普通の分量の食事を与えられた。二回目の十一日間の実験では、一・五倍の分量の食事を提供された。読者の皆さんはおそらく意外な結果だとは思わないだろうが、被験者たちはより多くの食事を出されると、より多く食べる。平均すると、被験者たちは一日当たり十六パーセント多いカロリー――十一日間で四千五百キロカロリーを多く摂取した。運動量を増やさなければ、被験者たちは一週間半で一ポンド（約四百五十グラム）以上の脂肪がつくことになる――それも、単に多い量の食事を出されたという理由だけで。

お代わりができる場合でも、最初により多くの量を提供されると、客はその分だけ多く食べてしまう。ロールズ氏の考えでは、人が食べる量を減らす唯一の方法は、出す食事の量を減らすことだという。多くのレストランがこれまで以上に多くの量を提供しようと競い合っている今の社会において、これは明るいニュースとは言えない。

深刻な健忘症を抱える人を見てきた研究者は、体が脳に対してもう食べ物は必要ないと伝えるのがいかに下手か――および私たちがどれほど食べすぎに屈しやすいのかに関して、適切な見解を提供してくれる。

医学界で最も有名な健忘症患者はＨＭとして知られている男性だろう。一九五三年、深刻なてんかんの発作の治療として、外科医は彼の脳の一部を切除し、海馬の大部分も摘出した。手術は期待通りの結果をもたらし、てんかんの治療には効果が見られたが、予想外の深刻な副作用が起きた。ＨＭは新しい記憶をまったく形成できなくなったのだ。これは前向性健忘として知られる。

脳の一部の海馬は蹄鉄のような形をしていて、新しい記憶を形成するうえで重要な役割を担っている。HMは過去の記憶を残したまま、永遠の現在を生きることになった。言うまでもなく、手術でHMの人生は一変した。彼は人の顔を数分間しか記憶できなくなり、母親が亡くなったと聞かされるたびに泣いた。担当の医師に対して毎朝、自己紹介していたという。ある時には夕食をすませたわずか数分後、二度目の夕食を完食した。彼の脳内には満腹を認識できる部分がなくなっていたのだ。

ペンシルベニア大学の心理学者ポール・ロジン氏と研究仲間は、HMと同じように新たな記憶を保持できなくなった別のふたりの健忘症患者での実験を通じて、記憶が食欲にとってどれほど重要なのかを突き止めようとした。ロジン氏たちは新しいことをまったく記憶できないふたりの被験者の前に食事を置き、「昼食だよ」と伝えた。彼らはその後の経過を『Psychological Science』誌で発表した。「(三回の実験のいずれにおいても)患者はふたりとも、一回目の食事を終えた十分から三十分後に出された二回目の昼食をすぐに食べ、二回目を終えた十分から三十分後に三回目の昼食が提供されると、たいていの場合はそれも食べ始めた」彼らの実験結果から、私たちが空腹と感じるかどうかに記憶が大きな役割を果たしているらしいことがわかる。その結果を別の観点から見ると、私たちの体は脳に満腹だと伝える仕事が苦手らしいということになる。または、その逆だとも考えられる。もしかすると、私たちの脳は体の訴えに耳を傾けるのが苦手なのかもしれない。

毎日のように食べ放題に等しいファストフードと向き合っている私たちは、腹八分目で食事を終える沖縄の高齢者たちのような自制心を示すことができないようだ。伝統的な沖縄の人たちと比べると、私たちははるかに多くのカロリーを摂取しているのに、得ている栄養分は逆に少ない。

読者の皆さんは一日の食事のうちで朝食がいちばん大切だという話をおそらく聞いたことがあるはずだ。いい朝食を取ることで得られる効果は栄養面にとどまらないかもしれない。私が今ではほぼ毎日のように実行していることを助言として教えておこう。一日の総カロリー量を減らすためのひとつの方法は、より多くの朝食を取ることだ。複数の研究から、一日の早い時間により多くのカロリーを摂取すると、一日の総カロリー摂取量が減るらしいということが明らかになった。それとは対照的に、一日の遅い時間により多くのカロリーを摂取することは、全体のカロリー量が増えることと相関関係にある。一日のうちの早い時間に摂取したカロリーの方が、遅い時間に摂取したカロリーと比べて私たちの食欲をより満たしてくれるようなのだ。

もちろん、多くのアメリカ人は一日中カロリーを摂取している。それは「間食」という国民的娯楽で、アメリカ人はそれを前例のないレベルで楽しんでいる。一日当たりの間食の回数は一・六回で、これは一九七〇年代の一・五倍に近い数字だ。それればかりか、私たちが口にする間食はより多くのカロリーを含んでいる。職場に置かれた自動販売機の誘惑に屈する代わりに、自宅から果物を持ってきて、自分のデスクやオフィス内でボウルに入れて置いておけばいい。そうすれば、小腹が空いたと感じた時でも栄養のあるものを食べられる。だが、そうする人はなかなかいない。

必須栄養素

これまでになかったほどの多くのカロリーを摂取しているのに、私たちにはより健康でより長く生きるために役立つかもしれない必須のものが不足している。二〇〇四年の報告書によると、

・私たちの半分は食事から食物繊維、ビタミンA、ビタミンC、もしくはカルシウムを十分に取れていない。
・私たちの三分の二はマグネシウムを十分に取っていない。
・私たちの十人に九人はビタミンEもしくはカリウムを十分に取っていない。

これらはすべて、食料品店で簡単に買える食品に含まれていて、そのうちのどれかひとつでも不足すると長期的に見て深刻な健康上の問題を引き起こしかねない。

ビタミンC

正しいビタミンと栄養分を食事からもっとうまく取るためには何を食べればいいかを見ていくとしよう。最初はビタミンの中で最もよく知られているビタミンCだ。あれだけ多くの飲み物にビタミンCが含まれているというのに、アメリカ人の五十パーセントが十分なビタミンCを摂取

していないというのは信じがたい話だ。ビタミンCを十分に摂取するためにフルーツジュースを飲む必要はない。オレンジなどの柑橘類、キウイ、ピーマン、ブロッコリー、イチゴ、芽キャベツ、メロンは、いずれもビタミンCが豊富だ。ビタミンCは、皮膚、骨、腱、靭帯、血管を結合する「のり」となるコラーゲンを作るうえで欠かせない。また、ミトコンドリアと呼ばれる細胞内の発電所まで脂肪を運ぶ分子の生成にも必要だ。

余談になるが、野菜を調理すると栄養分の一部が失われてしまうことがある。例えば、ゆでた野菜はビタミンCがいくらか失われる。その一方、調理することで栄養分が消化しやすくなることもある。トマトの場合がそうだ。調理したトマトのリコピンは生のトマトのリコピンよりも「生体利用率」が高い。一般的には生の食べ物の方が栄養分を多く含むが、冷凍食品は熟した時に収穫してすぐに冷凍されるので、生の食べ物よりも栄養価が高い場合がある。缶詰は製造工程で過熱が必要なので、栄養分が失われるかもしれない。また、味をよくする目的で、時に不健康な成分が添加される。例えば、缶詰の果物には甘いシロップがたっぷり入っていることがあるし、缶詰の野菜にはしばしば塩分が加えられている。

長期間にわたって食事からのビタミンCの欠乏状態が続くと、壊血病を引き起こす。これは時に何か月間も生の果物や野菜を取れない大洋横断の航海に乗り出した船乗りたちを襲った、死に至る恐ろしい病気だ。

一七四七年、イギリス海軍の艦艇ソールズベリーに乗船していたスコットランド出身の海軍軍医ジェームズ・リンドは、医学における初めての臨床試験と考えられている実験を通じて、柑橘類の欠如と壊血病に関係があることを突き止めた。リンドは壊血病にかかった十二人の水兵を二人ずつの六組に分けた。各組には通常の食事に加えて、効き目があると考えられたもの——リンゴ酒、酢、海水、硫酸水（「ビトリオールの秘薬」という耳当たりのいい名前が用いられた）、ニンニクとマスタードとワサビなどを混ぜたもの、毎日オレンジ二個とレモン一個——をそれぞれ与えられた。皆さんもご存じのように、果物を食べた水兵だけが、リンドの言葉を借りれば「たちどころに、目に見えるいい効果」を経験できた。あいにく、リンドの決定的な実験結果が広く受け入れられることはなく、イギリス海軍が水兵の食事に毎日レモンまたはライムを取り入れるようになるには一七九五年まで待たなければならなかった。食事要件が施行されると、イギリスの水兵たちには「ライム野郎」のニックネームが定着した。今では壊血病の予防に必要なのは一日にスプーン一杯程度のレモンまたはライムの果汁だということがわかっている。

壊血病にかかるほどの欠乏状態に至らなくても、ビタミンCの不足は健康上のリスクを引き起こす。ビタミンCは抗酸化物質で、研究によると心臓病、脳卒中、がんのリスクを減らす働きがある。

グラス一杯の八オンス（約二百三十五ミリリットル）のオレンジジュースで一日分の必要量が摂取できる。それなのに、どういうわけかアメリカ人の半数はこの重要なビタミンが不足している。

ビタミンA

ビタミンAはしばしば視力と関連して話題にあがる。ビタミンAの欠乏は発展途上国では失明の原因の一位になっている。サツマイモ、ニンジン、ホウレンソウ、ケール、冬カボチャはいずれも、免疫系が正常に機能するうえでも不可欠なビタミンAを多く含んでいる。ビタミンAはまた、黄斑変性症のリスクを下げる。これは網膜の中心部分の異常で、五十五歳以上のアメリカ人における失明の原因の一位になっている病気だ。通常の大きさのサツマイモ一個、あるいは調理したニンジンもしくはホウレンソウ一カップで、一日分の必要量がほぼ満たされる。

ビタミンE

ビタミンEは抗酸化物質で、免疫において役割を果たしていると思われるほか、それ以外の働きもあるようだ。アーモンド、ピーナッツ、ヘーゼルナッツ、ヒマワリの種などのナッツ類は多くのビタミンEを含んでいる。アボカドやヒマワリ油、ベニバナアブラ油のほか、オリーブオイル、コーン油、大豆油にもビタミンEが含まれるが、量は少ない。ビタミンEは「フリーラジカル」と呼ばれるものから細胞膜を守るのに役立つ。フリーラジカルは体の細胞内で有害な酸化を引き起こす。例えば、目のレンズの蛋白質の酸化は白内障の原因と考えられているが、ビタミンEなどの抗酸化物質を摂取することで予防が可能だ。

ビタミンEの著しい欠乏は、平衡感覚と協調運動の喪失、筋力の低下、網膜へのダメージにつながる。複数の大規模な研究は、ビタミンEの摂取が心臓発作と心臓病のリスクを減らすと示しているが、そのような効果はないとする研究結果もある。十二万人以上の男女を対象にしたハーバード大学の研究では、食事でのビタミンEの摂取が多い人ほどパーキンソン病になりにくいとの結果が出ている。

多くの朝食用シリアルはビタミンを強化していて、少なくとも必要なビタミンEのある程度を得ることができる（サプリメントからのビタミンEよりも体に吸収されやすい）。二オンス（約六十ミリリットル）と少しのアーモンドでも一日分の必要量を満たせる。ただし、注意しておかなければならないのは、ナッツ類はカロリーが高いことだ。例えば、アーモンド一オンス（約三十ミリリットル）には百六十キロカロリーが含まれている。

ビタミンD

ビタミンDは神経系が正常に機能するうえで欠かすことのできない、体内のカルシウム値を維持するために必要だ。私たちのほとんどは今の五倍から六倍の量のビタミンDを必要としている。

太陽光線に含まれる紫外線のUVBが皮膚の化学物質を活性させることでビタミンDを得ることができる。また、強化牛乳からもビタミンDを得られる。ハーバード公衆衛生大学院によると、フィラデルフィアとサンフランシスコを結んだ線よりも北に住んでいる人は、十月から三月にかけて日照時間の少ない日が続くので、十分なビタミンDを得られていない可能性があるという。また、アフリカ系アメリカ人や私のような肌の色の濃い人は、ビタミンを作り出す量が少ないので、概してビタミンDの値が低い。

年齢を重ねるにつれて、皮膚の化学物質をビタミンDに変換する効率が衰える。また、高齢者の多くは皮膚がんの予防として、肌の露出を控えたり日焼け止めを塗ったりすることを心がける。

したがって、十分なビタミンDを得ることができない。結果として筋肉の痛みや筋力の低下につながるおそれがある。あなたが高齢で、そうした条件のどれかに当てはまるのならば、太陽の光に当たる時間を増やすこと、またはビタミンDのサプリメントの摂取を考えるべきだろう。

食物繊維

食物繊維は穀物、果物、野菜のうちの消化できない部分で、健康な腸の活動を促すとともに、血糖値を抑える働きがある。平均すると、私たちは食事で必要な食物繊維の半分ほどしか取っていない。高繊維質のシリアル、全粒粉パン、レンズマメなどの豆類は食物繊維を取るのに適している。それらに含まれる食物繊維は小腸から結腸までそのまま運ばれる。

数多くの研究から、マメ科の植物（豆類、エンドウマメ、レンズマメ）やオーツ麦を含む食べ物などから摂取する食物繊維の量を増やすことで、ＬＤＬコレステロール、いわゆる「悪玉」コレステロールを減らせることがわかっている。食物繊維を多く含む食事は心臓病や糖尿病のリスクを下げるとされるが、最近の研究ではかつて考えられていたような大腸がんを防ぐ効果はないらしいとされる。

白米、精白パン、ポテトチップスなどの低繊維質の食べ物ではなく、全粒粉パン、玄米、果物、野菜などの高繊維質の食べ物をできるだけ取るようにするべきだ。

穀物の話をしているところなので、未加工食品の方が加工食品よりも栄養価が高い傾向にあるという点にも触れておくべきだろう。加工の工程で食べ物から栄養分などの有益な要素が取り除かれてしまう。例えば、全粒穀物は、食物繊維が豊富な外側の層、炭水化物を多く含むでんぷん状の真ん中の層、ビタミンやミネラルが豊富な内側の層という三層構造になっている。穀物を精製すると外側と内側の層が取り除かれ、最も栄養価が少ないでんぷん状の真ん中の層だけが残る。また、加工の際にトランス脂肪酸、塩分、砂糖といった健康的ではないものが加えられる場合もある。

カリウム

私たちが必要とするミネラルのいくつかについて考えてみよう。最初はカリウムだ。カリウムは果物や野菜に含まれる。カリウムを最も豊富に含む果物としては、ドライプルーン（およびプルーンジュース）、レーズン、バナナ、オレンジ（およびオレンジジュース）、トマト（およびトマトジュース）がある。皮付きのままミディアムに焼いたベイクドポテトは、上記のいずれよりも多くのカリウムを含む。カリウムが豊富なほかの野菜には、ライマメ、アーティチョーク、ドングリカボチャ、ホウレンソウがある。

カリウムはナトリウムとともに細胞膜での電荷の生成に関係している。大したことではないように聞こえるかもしれないが、これは正常に機能する心臓、神経インパルスの伝達、筋収縮にとても重要だ。嘔吐《おうと》や下痢が長引くとカリウムが過剰に失われ、疲労、筋力の低下、痙攣《けいれん》、便秘、腹痛につながる。

複数の大規模な研究から、食事でのカリウム摂取の増加は血圧の低下、および脳卒中のリスクの減少と関係があるとされているが、どれほどの効果があり、どのような人がその恩恵を受けるのかに関しては研究によって結果がまちまちだ。果物や野菜に含まれるカリウムは高齢者の骨密度度の減少を緩やかにする働きもあると思われる。

マグネシウム

マグネシウムは主に骨、組織、臓器の中にある。このミネラルは三百以上の重要な代謝反応において役割を果たしている。また、骨を強く保つとともに、安定した心拍などの神経および筋肉の機能を維持する働きもある。バランスの取れた食事をしていれば、腎臓が尿として排泄するミネラルの量を調節してくれるので、危険なレベルのマグネシウム欠乏に陥ることはまずない。しかし、私たちの三分の二が十分なマグネシウムを摂取していないということは心に留めておいてほしい。マグネシウムを含む果物や野菜にはカリウムや食物繊維も含まれているため、マグネシウム単独の効果をはっきりと示すことは難しい。マグネシウムが含まれる食べ物を取ることと血圧を下げることには関連があると思われる。また、マグネシウムは高齢者の骨密度の維持とも関係している。

マグネシウムは葉緑素内に存在するので、緑色の葉物野菜を食べることは食事からマグネシウムを摂取するいい方法だ。ブランのシリアル、オーツ麦のブラン、全粒小麦のビスケット、玄米、アーモンド、カシューナッツ、ヘーゼルナッツ、ピーナッツ、バナナ、牛乳などにも多く含まれる。

カルシウム

カルシウムは体内で最も一般的なミネラルだ。そのほぼすべてが骨と歯の中にある。血液、細胞のまわりの液体、神経インパルスの伝達、筋収縮、ホルモンの分泌においても大切な役割を担っている。血液の凝固および血管の拡張と収縮にも関係している。カルシウムは非常に重要なため、体は骨に含まれる分を利用して血中のカルシウム濃度を適切な値に保つ。当然のことながら、カルシウムの量が少ない食事を慢性的に取り続けると、骨量が平均よりも早く失われて理想的な値を下回り、やがては骨粗しょう症につながる。骨粗しょう症になると骨の強度が減少し、骨折のリスクが高まる。骨粗しょう症は長期的な健康にも深刻な脅威となる。骨粗しょう症のために腰を骨折した人のうち、三分の一が一年以内に介護施設に入所している。同じく骨粗しょう症のために腰を骨折した人のうち、五人にひとりが一年以内に亡くなっている。カルシウムが牛乳、ヨーグルト、チーズに含まれていることはよく知られている。豆腐、サーモン、ハクサイ、ルバーブも多くのカルシウムを含む。

鉄分とビタミンB群

貧血もまた、高齢者の間では深刻な問題だ。アメリカ人の高齢者の八人にひとり——アメリカ人全体では三百四十万人——が貧血に悩まされており、これは血球中のヘモグロビンが十分でないことを意味している。私はこれまでに、どうも「体調がすぐれない」と訴える年配の患者を数多く診てきた。疲れやすくなった、元気が出ないと言うのだ。多くの場合、貧血が原因だった。ヘモグロビンは酸素を肺からほかの組織に運び、二酸化炭素を肺に戻す。貧血の人には疲れ、だるさ、めまい、無気力、いらいらなどの症状がある。貧血の最も一般的な原因はビタミンとミネラル、特に鉄分、ビタミンB12、葉酸の不足だ。食生活を変えることで効果が出る場合もあれば、ビタミンのサプリメントや投薬治療が必要になる場合もある。

ある研究によると、自立して生活する能力を妨げかねない深刻な身体的問題を高齢者が抱えるリスクは、貧血によって二倍になるという。アメリカ国立老化研究所などが後援したその研究では、七十一歳以上の千百四十六人を四年間にわたって追跡調査し、立っている時や椅子から立ち上がる時にバランスが取れるかなど、様々な身体的なタスクの能力を測定した。そのうえで、身体的なタスクのスコアを被験者の血中のヘモグロビン濃度と照合した。鉄分の値が低いものの、貧血と見なされる従来の基準よりは上回っていた人でさえも、深刻な身体能力の低下のリスクは一・五倍にのぼった。硫酸鉄の錠剤を服用するだけで解決が可能だ。

特盛を注文しないで少なめに

ひとつはっきりさせておこう。時間に追い回される生活様式の中では、完璧な食生活はおろか、良好な食生活を維持することすらも極めて困難だ。先月、あるいはここ二か月の間に、ファストフード・レストランのドライブスルーを利用しなかったときっぱり言える人がどれだけいるだろうか？　しかし、ファストフードをたまには食べるにしても、摂取するカロリーと脂肪を少なく抑えるという選択肢がある。例えば、マクドナルドでチーズクォーターパウンダー、フライドポテトのＭ、コーラのＭを注文すると、千百キロカロリーと四十五グラムの脂肪（一日の推奨摂取量の七十八パーセント）を食べることになる。ここではマクドナルドを例として出したが、ほとんどのファストフード・レストランでもだいたい似たような数字だ。

フライドポテトをやめ、ソフトドリンクの代わりに水を飲めば、カロリーを半分以下に、脂肪も半分近くに減らせる。しかも、水は体にいい。信じられないような話だが、ペットボトル入りのミネラルウォーターを販売する企業が爆発的に増加しているにもかかわらず、私たちの多くは十分な量の水を飲んでいない。おそらくソフトドリンクへの強すぎる愛が、この不足の原因なのだろう。ほかの理由は思い当たらない。空気と並んで水が生きるために必須なもののトップに立っていることは言うまでもない。水には体温を維持し、栄養分を運ぶ働きがある。酸素を運搬し、関節や臓器の正しい機能を維持し、排泄物や毒素を体外に排出する。

脂っこい食べ物に魅力を感じるのはどうしてなのだろうか？　答えは今にも口から出てこようとしている。これは文字通りの意味の話で、それは私たちの舌だ。舌は脂肪に対して極めて敏感に反応するらしい。私たちが狩猟採集民族だった時代、脂肪は貴重な食材だったが、今では私たちの食事にふんだんに含まれているので避けることが難しい。

食べることが人生における大きな喜びのひとつなのは間違いない。脳神経外科医として、私は前頭葉腫瘍《しゅよう》の患者に対して、手術で腫瘍を摘出すると鼻の中の嗅覚受容体と脳を結ぶ繊細な神経にダメージを与えるおそれがあると伝える必要がある。腫瘍を摘出する際にその神経を避けることが難しい場合があるのだ。患者たちはいつも、たとえそのような結果になったとしても大したことではないだろうと考える。ところが、手術後ににおいのない世界と直面して初めて、当惑を示すのだ。以前とは違って食べ物は味がしなくなる――喜びを与えてくれなくなる――が、このことは生活の質における犠牲としては予想以上に大きなことなのだ。嗅覚を失った人たちは食べることの喜びも奪われ、ほぼ例外なく体重が落ち、ほぼ全員が味覚の喪失で生活の質がどれほど低下したかを訴える。手術が必要だったある若い女性のことが印象に残っている。その手術ではにおいを司る嗅神経を切断せずにすませることができなかった。当初、その女性は不満を口にしていなかったが、数か月後にクリニックで再会した時には体重が三十ポンド（約十三・五キロ）近く落ちていた。彼女は嗅覚を失ったことで味覚もほとんど失われたため、食べ物を味ではなく食感で選ぶようになったと説明してくれた。以前は好物だったパスタも楽しめなくなった。減量できたのはよかったが、食べ物が大好きだった頃が恋しいと言っていた。私たちの多くはそれとは逆の問題を抱えている。私たちは食べ物、特に脂っこい食べ物の香りと味に誘惑される。だが、満腹なのにもう一口くらい食べようかなと思った時には、立て続けに食事を取ってしまう健忘症の人のことを思い出すといい。それよりもいいのは、沖縄の呪文を繰り返すことだ。「腹八分目、腹八分目」

少なく食べて長生きする?

寿命を延ばすために沖縄の人たちのさらに上を行こうとしている熱心な少人数のグループがある。カロリー制限食を信奉している人たちだ。彼らは生きるために必要な分だけを食べ、それ以上は口にしない。これは「栄養不良にならない低栄養」と呼ばれる。腹八分目で食事を終えることが健康にいいならば、食べる量をもっと減らすのはどうなのだろうか?

この禁欲的な食生活の科学的根拠はラットでの研究にある。一九三〇年代以降の研究で、栄養を保ちながら若年もしくは中年のラットのカロリー摂取量を三分の一ほど減らすと、寿命が三十パーセント延びるということがわかっている。また、糖尿病やがんなどの病気にもかかりにくくなるという。

これがきっかけとなり、食事を減らして体重を落とそうという人たちが現れた。彼らの論理は簡単で、「研究所のラットで効果があることは、世間一般の人間にも効果がある」というものだ。この筋金入りの人たちは生活の質で犠牲にした分を長さで取り戻そうとしている。カロリー制限協会のモットーは「より少ないカロリーで、より長い人生を」にあり、「現代科学で立証されている唯一の寿命を延ばす方法はカロリー制限だ」を信条にしている。

セントルイス・ワシントン大学の研究者たちはカロリー制限食の信奉者たちについての研究を行ってきた。予想通り、その人たちは平均的なアメリカ人よりも痩せていて、血圧が低く、「善玉」コレステロールが多く、「悪玉」コレステロールが少なく、炎症指標が低かった。これらの測定値はすべて、糖尿病、心臓病、脳卒中のリスクがより低いことを示している。

二〇〇六年、アメリカ国立老化研究所はカロリー制限食に関する初めての本格的な調査を実施した。やや太り気味だがそれ以外は健康に問題のない四十八人の男女が対象で、期間は六か月。被験者たちは四つのグループに分けられた。ひとつ目のグループはカロリーを二十五パーセント減らす。別のグループはカロリーを十二・五パーセント減らすと同時に、運動量を十二・五パーセント増やす。三番目のグループは一日八百九十キロカロリーの流動食を三か月間、もしくは体重が十五ポンド（約六・八キロ）落ちるまで続け、残りの期間はその体重を維持する。最後の四つ目のグループは対照群で、含まれる脂肪分が三十パーセント以下の健康的な食事で体重の維持を目指す。流動食を取らない最初のふたつのグループは、果物や野菜を豊富に含み、脂肪からのカロリーを三十パーセント以下に抑えた食事を取る。

顕著な結果が現れた。カロリー制限食を実施した人たちは平均して十八ポンド（約八・二キロ）の減量に成功した。研究者たちにとってそれよりも重要なのは、血液検査の結果から、低カロリー食を続けた人たちは実験の開始時と比べて年齢に伴うＤＮＡ損傷が著しく減少したとわかったことだった。それればかりか、減った分の体重に基づいて予想される以上に代謝が緩やかになった。また、インスリン値と体温も下がった。このふたつの要因は、ＤＮＡ損傷の減少とともに長寿を目指すには最も重要なことと考えられる。連邦政府の資金によって一九五八年に開始され、今もなお継続しているボルティモア老化縦断研究によると、低い空腹時インスリン値と体温は長寿と関係があるとされる。

研究からは被験者たちがカロリーを制限した結果として長生きできるかどうかまではわからなかったが、その人たちの健康という点では間違いなく期待が持てそうな結果だった。これは連邦政府の資金援助による人間を対象にしたカロリー制限の研究の第一段階に当たる。目標はカロリー制限の研究を安全に実施することと、研究者が被験者を集められるか、被験者に実験を続けてもらえるかを確かめることにあった。四十八人の参加者のうち、途中で脱落したのはふたりだけで、そのうちのひとりは対照群だった。二〇〇六年後半には国内三か所で二百四十人を対象に、二年間に及ぶ第二段階の開始が計画された。

十分な自制心さえあれば、誰でもカロリー制限食を選択できる。けれども、何百万年も前から動物界のほとんどにおいては、十分な食べ物を得られないことは選択肢ではなく、不幸な出来事だった。代謝を緩やかにしたり、代謝のほかの部分を変化させたりして対応する能力は、狩猟採集民族の私たちが獲物や収穫の乏しい時期を耐え忍ばなければならなかった時代には効果があった。多くのほかの種は食べ物が乏しい時期に代謝を緩やかにする方法を進化させてきた。下等動物はある種の仮死状態になることもできる。リスやクマなどの哺乳類は冬眠する。私たちの大部分は幸運にも意図しない飢餓を我慢しないですむ。今は豊かな時代で、カロリーは安く手に入る。

「私たちは常にごちそうを食べて暮らしている。私たちの祖先はごちそうを食べられる時もあれば、飢えに苦しむ時もあった」ルイジアナ州バトンルージュのペニントン・バイオメディカル研究センターが進めるカロリー制限の研究で主任調査員を務めるエリック・ラブシン氏は語る。

「私たちは余分なカロリーを燃やすためだけに運動する必要がある」

カロリー制限を実践する人の暮らしは楽ではない。その分野の研究者はこんな質問を投げかける。「カロリー制限によってあなたは長生きしていますか、それともそう感じているだけですか?」カロリー制限食によって信奉者たちが何年か余分に生きられるとはっきり証明されたとしても、その価値はあるのだろうか？　厳しい食事制限に従っている人たちは痩せこけて見えるし、体温が低いせいで寒さをしのぐために厚着をする必要がある。研究者たちの報告では、性欲の減退、気力の低下、いらいら、鬱病の兆候といったほかの副作用もあがっている。一方、信奉者たちはカロリー制限が心の安らぎにつながると反論する。

健康維持のために必要最小限のカロリーだけを摂取するという日々の苦行を経ることなく、カロリー制限の効果を得られる別のやり方は、定期的な絶食かもしれない。実験動物を使用した複数の研究の証拠から、一日おきに食事を取る動物は、たとえ総カロリー摂取量がほぼ同じでも、カロリー制限食と同じような寿命の延びが見られるらしいとわかった。実験に使用されたマウスは、同じ量のカロリーを摂取しただけでなく、体重が落ちることもなかった。それでもなお、断続的な絶食は、血糖値の低下など一部の測定値においてはカロリー制限食と同じ、あるいはそれを上回る結果を示した。一日おきに絶食することがカロリー制限食を守ることよりも受け入れやすいかどうかは一概には言えないが、こちらも老年学者などからかなりの注目を集めている。

カロリー制限がどのような仕組みで寿命を延ばしているのかはまだわかっていないが、研究者たちは答えにつながりそうな手がかりをいくつか発見している。カロリー制限により活性化する遺伝子が、細胞の生存を促進し、DNAの安定を促し、細胞の修復機能を高め、エネルギーの生成および使用を向上させていると思われる。カロリー制限の結果として現れるより低い体温とより緩やかな代謝は、遺伝子の損傷を減らすことや、有害な酸化を引き起こすフリーラジカルの生成を抑えることにつながっている可能性がある。

ホルミシス仮説

カロリー制限が好結果をもたらすのはホルミシス仮説の仕組みなのかもしれない。ホルミシス仮説とは、少量の有害な何かは大量の本当に有害な何かに耐えるための力を備えさせるというものだ。つまり、ちょっとした低レベルのストレスによってストレス保護反応のスイッチが入るので、ストレス全般にもより耐えられる備えができるというわけだ。

究極の答えは未発見の生物学的な道筋と関わっているのかもしれない。言うまでもないことだが、長生きの手段としてのカロリー制限は、老化の生物学の解明に生涯を捧げている人たちの間で大いに注目を集めている。どこを見てもたっぷりのカロリーが手招きをしているような現在の状況において、カロリー制限が近いうちに大流行しそうだとは思わない。暮らしにおけるほかの多くの側面と同じように、私たちはもっと簡単な代案を探すはずだし、すでにその候補がいくつか進行中だ。

生きるために食べる

では、長寿の沖縄県民を見習うために私たちは何を食べるべきなのか? 大切なのは、伝統的な沖縄の食事はカロリーの総量が少なく、果物、野菜、食物繊維、魚が豊富だという点だ。彼らの食べる魚にはオメガ3脂肪酸が含まれていて、これが脳を保護すると考えられている。食物繊維は心臓の働きを助ける(詳しくは第七章で扱う)。大豆と色鮮やかな果物や野菜は、健康を促進して病気を予防すると考えられるフラボノイドを含む。

アメリカ合衆国農務省(USDA)は一日当たり五から九サービングの果物と野菜を推奨する(一サービングは標準的な一回分の摂取量。葉物野菜なら一カップ、リンゴやバナナなどの果物なら中一個)。平均的な沖縄の高齢者は一日に七サービングの果物と野菜を食べる。伝統的な沖縄の食事には、一日に七サービングの麺や米などの穀物に加えて、緑茶、魚、豆腐などの大豆料理が含まれる(一サービングは調理した麺で一カップ、調理した米で二分の一カップ)。

もっと沖縄の人たちのように食べたいのであれば、色の濃い果物や野菜を探してみよう。色がそれほど濃くない果物や野菜と比べて、フラボノイド、ビタミン、抗酸化物質がより多く含まれている(抗酸化物質については第三章で詳しく扱う)。例えば、ホウレンソウ、コラードグリーン、ケールは、アイスバーグレタスよりも多くのビタミンを含み、サツマイモはジャガイモよりも栄養分が多い。色の鮮やかな果物にはオレンジ、イチゴ、ブルーベリーなどがある。

ここで終わりにしてはいけない。アメリカ栄養士協会（ＡＤＡ）は、「Get a Taste for Nutrition（栄養の味を試してみよう）」キャンペーンを立ち上げ、毎週の買い物リストに新しい果物や野菜を加えるように促した。ＡＤＡはキンカン、パッションフルーツ、ザクロ、コールラビ、チンゲンサイ、ヒカマ（葛芋）、パースニップ（サトウニンジン）を試してみるように推奨した。

最後に、あの沖縄の魔法の言葉「腹八分目」を忘れてはいけない。八十パーセントの満腹感を覚えたら食事を終える必要がある。どれだけ食べたのかを意識し、脳は満腹感の信号に耳を傾けるのが苦手だということを覚えておかなければならない。もっと食べられるという考えは忘れること。食べ物がどれほどおいしいかも忘れること。出された料理は全部食べなさいという母親からの言いつけも忘れること。とにかく、「腹八分目」と唱えればいいのだ。

ドクター・グプタからのメッセージ

✓ 腹八分目になったら食べるのをやめる。
✓ 水分の多い食べ物を見つける。
✓ ファストフードを減らして野菜を増やす。
✓ ゆっくりと食べる。脳が満腹だと感じるまでには数分間かかるのだ。
✓ 朝食でよりたくさんの量を食べ、その後は食べる量を減らす。
✓ 食べる量を減らせばもっと長生きできるかもしれない。
✓ 毎日必要な必須ビタミンを覚えておく。

第三章　サプリメント・ブーム

情報技術関係のコンサルタントとして事業を営むローラ・ブラウンさんは複雑な問題への対処に慣れている。彼女の専門分野はコンピューター・アーキテクチャで、アーンスト・アンド・ヤング、ゼネラル・エレクトリック、デルタ航空などを顧客とする。彼女はどんな決定を下す場合にも、その前に毎日何時間もかけて調査を行う。彼女の仕事はそこにかかっている。それを考えると、彼女が自らの健康に対しても同じような熱心さで向き合っているのも当然だ。彼女は自らの健康を維持するための最善の方法を絶えず探している。何年間も探し求めた後、ブラウンさんは簡単な結論にたどり着いた。ハーブとサプリメントが長寿の決め手なのだと。

ブラウンさんは自身に特化した健康のためのプランを作り上げることまでしている。ビタミンに加えて、一日に二回、漢方薬のカプセルを三個または四個服用する。五十二歳のブラウンさんはまた、血圧を下げるとともに、何時間もコンピューターの前に座って過ごすことが原因の腰痛を緩和するため、パッションフラワーのハーブティーを毎日二杯から三杯飲む。さらには、抗炎症薬および抗酸化物質として、マスカダインブドウのサプリメントを取ることもある。

自身の会社をシステム・イノベーションズと命名したブラウンさんは、自分の体という大切なシステムの調整にアロマセラピーを用いる。アロマセラピーの勉強のため数年前に南フランスでのセミナーに参加し、今ではリラックスや目覚めなどの目的でラベンダーやペパーミントを用いる。

本人によると、全体的に見て良好な健康状態にあり、医者にかかることはほとんどないという。ハーブとサプリメントを取るようになって以来、それ以前は毎年のようにひいていた風邪とは無縁の生活を送っているそうだ。自然由来のものを摂取することは体の自然防御力の強化と維持に効果があると信じる人は四千五百万人いるが、彼女もその中のひとりだ。

「どこかの過程で選択をしたということ」ブラウンさんは活動的な仕事とは裏腹の穏やかな口調で語る。「効き目のある方法を見つけたのです」

ブラウンさんと同じように、何百万人ものアメリカ人がハーブやサプリメントを選んでおり、市場もその声にこたえて、どんな症状であろうともそれに効能があると主張するものが見つかるほど無数の商品であふれている。その中でも何よりも注目を集めているのが抗酸化物質だ。抗酸化物質に関する記事は全米のニュース雑誌の表紙を飾り、大小様々な新聞の一面に掲載されてきた。抗酸化物質をうたう食品はどこにでもある。どこのスーパーマーケットの通路を歩いても、緑茶やシリアルやブルーベリーなど、抗酸化物質としての効能を宣伝する製品が見つかることだろう。

ところで、抗酸化物質とはどういうものなのだろうか？

抗酸化物質

一九六〇年代後半のこと、デューク大学で生物化学を専攻する大学院生だったジョー・マッコード氏は、あまり知られていないある酵素の機能を調べていた時、偶然に別の酵素を発見した。興味をひかれたマッコード氏は、すぐさま指導教官のアーウィン・フリドビッチ氏に見てほしいと連絡を入れた。マッコード氏が体内で発見した物質は、あらゆる生物種の中に存在しているように思われた。ふたりが調べたところ、この酵素はすべての哺乳類、植物、さらには微生物の細胞内にも存在していた。どの生き物にも例外なく見つかった。食物連鎖の下から上まで、すべての生き物で。細胞にその酵素を含んでいない唯一の生物が、嫌気性細菌──生きるために酸素を必要としない細菌だった。当初、マッコード氏もフリドビッチ氏もこの酵素の働きがわからなかったが、重要な存在に違いないと考えた。なぜなら、酸素を必要とするすべての生物が、はるかなる進化の過程でこの酵素を選んできたのだから。発見者のふたりがスーパーオキシドディスムターゼ（ＳＯＤ）と命名した酵素は、フリーラジカルと呼ばれる不安定で危険な酸素分子の超酸化物を中和する働きを持っていた。

これが抗酸化物質とフリーラジカルの研究の幕開けだった。それ以来、このようなフリーラジカルと闘う方法を探し求めることが、寿命を延ばす方法の発見に取り組む科学者たちの間で強い関心事となっている。私たちの体がこうしたフリーラジカルを中和するのに役立つ製品の巨大市場は、必ずしも事実による裏付けがないサプリメントメーカーの主張を生むことにもなった。錠剤、粉末、油、食品、飲料のいずれもが、抗酸化物質としての効能に関する主張と反論を行っている。

フリーラジカルによって引き起こされる大きな悪影響に関しては議論の余地がない。この不安定な酸素分子は酸化ストレスと呼ばれる状態を作り出し、今ではそれと百以上の病気との関連が指摘されている。酸化ストレスについて扱った医学界の論文を検索すると、三万九千本以上が見つかるはずだ。それればかりか、フリーラジカルとそれが引き起こす酸化ストレスは老化とも関連があり、そのため本書でもこの問題を扱うことにした。

マッコード氏とフリドビッチ氏がＳＯＤに関する画期的な発見を『Journal of Biological Chemistry』誌に発表した一九六九年、彼らの論文は同じ分野の研究者の間でもほとんど反響を呼ばなかった。マッコード氏はニュージャージー州アトランティックシティの米国実験生物学連合の研究者たちに自分の発見を初めて伝えた時のことを今でも覚えている。彼はフリーラジカルをきれいに片付けるこの驚くべき抗酸化酵素について、研究者たちに説明した。「ほぼ全員から『フリーラジカルって何だい？』という反応が返ってきた」現在はコロラド大学保健医療センターの医学部教授で、サプリメントメーカーの役員でもあるマッコード氏は回想する。

体内の酸化ストレスのマーカーはいくつかあり、私たちが年を取るにつれてほぼ直線的に増加する。四十歳の時の値は三十歳の時よりも多く、五十歳の時の値は四十歳の時よりも多い。マッコード氏によると、酸化ストレスは自動車の傷みと似ているという。老化を体の緩やかな酸性化と考える見方もある。このことからある疑問が生じる。寿命を延ばして健康を向上させるために、体内のフリーラジカルが私たちを酸性化させる――すなわち老化させる――のを防ぐには何ができるだろうか？　その疑問を見ていく前に、私たちが「抗酸化物質」と言う時にそもそも何を指しているのかについて考えるとしよう。

フリーラジカルと闘う

私たちの体内の器官の多くは、酸素を取り込んで細胞に渡すためだけに存在する。私たちが息を吸って肺に取り込んだ酸素は、赤血球に移され、心臓がそれを体中に行き渡らせた後、細胞が糖を燃やしてエネルギーに変えるために使用する。あいにく、この工程には不都合な部分がある。このエネルギー生成の副産物が不安定な酸素分子なのだ。これがフリーラジカルで、細胞レベルで大暴れし、細胞を損傷しかねない。つまり、私たちの生命を維持する基本的な元素でもある酸素が、細胞の老化の種をまいているかもしれないというわけだ。自動車を使った比喩を繰り返すことになるが、マッコード氏はこうしたフリーラジカルをエンジンの不完全燃焼にたとえる。自動車の場合、その結果として一酸化炭素が発生する。

自動車とは違って、私たちの体には小さな傷を修復する仕組みが備わっていて、フリーラジカルを中和できる。それが抗酸化物質だ。抗酸化物質はそうしたフリーラジカルのほとんどを掃除する。けれども、すべてを始末できるわけではなく、私たちが年齢を重ねるにつれて取りこぼしたフリーラジカルが悪さをする。私たちの体内の「エンジン」の効率が悪くなる。「排気ガス」がより汚くなるというわけだ。この汚い排気ガス、すなわちフリーラジカルによるダメージが、やがて体が本来持っている仕組みでは修復できないほどの大きさになる。その結果、私たちの体が不具合を起こすのだ。

酸化によるダメージの始まりとなるのは、細胞の発電所の役割を果たすミトコンドリアだ。ミトコンドリアは細胞内にあるソーセージ型の微小器官で、ひとつの細胞のなかに数百個ものミトコンドリアが存在する。ミトコンドリアは糖と酸素をアデノシン三リン酸（ＡＴＰ）に変換する。このエネルギー放出分子が、細胞内で起きるほとんどのことの動力源になる。

大半の発電所と同じように、この工程の効率は完璧ではない。多少の「汚染」が存在する。ミトコンドリアの場合、害を及ぼすおそれのある副産物がフリーラジカルだ。フリーラジカルの酸素分子は、ふたつが対を成している時に最も安定している電子のひとつが欠けているため、極めて反応性が高い。より安定した状態になるために、フリーラジカルはほかの分子から電子を盗み取る。すると今度は電子を盗まれた分子が不安定になり、ほかの分子から電子を盗む。この連鎖反応が細胞のダメージにつながり、ＤＮＡやミトコンドリアそのものも損傷する。ＤＮＡの損傷は腫瘍やがんの原因になりうる。ミトコンドリアは損傷を受けると効率が悪くなり、やがてエネルギーを放出するＡＴＰの生成が減り、フリーラジカルが増える。酸化によるダメージが一線を越えると細胞の自己破壊の引き金になる。酸化によるダメージが蓄積すると、結合組織や神経組織、血管の損傷につながる。

私たちの体内でフリーラジカルが作られる原因は細胞内のエネルギー生成だけではない。喫煙、直射日光を浴びること、そのほかの環境要因からも、早期の細胞の老化を引き起こすフリーラジカルが作られる。

より長く、より健康に生きることを目指すに当たって、フリーラジカルを排除できる何らかの方法があれば大いに役立つと考えるのは当然だ。そのため、私たちの体が暴れん坊のフリーラジカルと闘うための方法を発達させたとしても驚くような話ではない。ビタミンA、ビタミンC、ビタミンD、SOD、さらには読者の皆さんがおそらくこれまで聞いたことのないふたつの酵素――カタラーゼとグルタチオンペルオキシダーゼ――が、細胞内の酸化によるダメージの、すべてではないがほとんどを防ぐ。すでに述べたように、それでもなお酸化によるダメージは発生する。そのプロセスを止めることは、長寿を目指すうえで最大の鍵のひとつと言えるかもしれない。どうすればこうしたフリーラジカルとの闘いをより有利に進めるために、私たちの体の防御機能をより高めることができるだろうか？

何年間にもわたって、研究者たちは解決策が抗酸化ビタミンにあるのではないかと考えていた。普段の食事をそうしたビタミンで補うことで、フリーラジカルの数を減らし、がんや心臓病などの加齢に伴う病気の予防に役立つのではないか、科学者たちはそう推論したのだ。政府やほかの機関は、ビタミンE、ビタミンA、ビタミンCの摂取量の増加が、病気と闘うための保護機能の高まりに通じるかを見ようと、大規模かつ長期的な研究に資金を提供した。実験は期待されたような結果を生まなかった。

「残念ながら、私たちは勘違いをしていたようだ」マッコード氏は語る。「多ければ多いほどいいと考えていたのだが、それを裏付ける証拠はほとんどなかった」

アメリカ心臓協会は二〇〇四年に公表した勧告で、ビタミンC、ビタミンE、ベータカロテン（ビタミンAの一形態）のサプリメントの使用が心臓血管疾患の予防および治療に有効とは認められないと述べた。アメリカがん協会も、がんに対する効果を検証した結果が思わしくないという理由で、そうしたビタミンのサプリメントとしての摂取を推奨しないとしている。事実、がん患者の場合にはビタミンEの摂取が腫瘍細胞を生かし続けることになり、体が本来持っている腫瘍細胞と闘うための能力を損なうおそれがある。

タフツ大学のアメリカ合衆国農務省老化栄養研究センター抗酸化研究所のジェフリー・ブラムバーグ所長は、研究の残念な結果を意外とは思っておらず、がんあるいは心臓病の予防のために、ビタミンEなどのひとつの栄養素だけを探そうとする研究に批判的だ。彼によると、抗酸化物質による防御ネットワークは複雑で、私たちが口にするものと細胞が生み出すものの両方が関係しているという。

「栄養素と病気が一対一で対応するような関係ではない。もっと複雑だ」ブラムバーグ氏によると、様々なビタミンが持つ病気と闘う力の研究は、ひとつの病気をひとつのサプリメントだけで治療しようとしていて、あまりに短絡的すぎる傾向があるという。彼の言葉を借りれば、抗酸化物質は体内のダイナミックな仕組みの一部として協調しながら効果をもたらす。

アメリカ心臓協会やアメリカがん協会と同じように、ブラムバーグ氏も全粒穀物や各種の果物および野菜を豊富に含むバランスの取れた食事を推奨する。これまでに見てきたように、抗酸化物質がたっぷり入った果物と野菜を食べることは、多くの慢性疾患や寿命を縮めるおそれのある病気のリスクの低下につながるとされる。

「栄養にはとてつもない力があると強く感じている」ブラムバーグ氏はそう述べたうえで、いい栄養の力を最大限に活用するためには適度な量を食べ、幅広い果物と野菜を食べる必要があると言い添えた。「抗酸化効果のある栄養素を完全に網羅するためには、そうした多様性が、様々な種類の植物性食品が必要だ」

現在はコロラド大学保健医療センターの肺疾患学・救急救命医学部門に所属するマッコード氏は、サプリメントの抗酸化物質としての使用をまだあきらめてはいない。ビタミン研究の残念な結果はサプリメントに効果がないことを示しているのではなく、研究の方向性が間違っていただけだと考えている。

「抗酸化物質による治療の望みが絶たれたわけでは決してない。私たちは単に間違ったものを見ていただけなのだ」マッコード氏は言う。彼によると、フリーラジカルの無力化においていちばん力を発揮するふたつの酵素――彼が四十年近く前に共同で発見したスーパーオキシドディスムターゼ（SOD）と、カタラーゼ――の値を高めるために、どうやって普段の食事を補えばいいのかに焦点を当てるべきだという。彼が言うには、このふたつの酵素で体内のフリーラジカルの九十九パーセントを掃除しているそうだ。体がこれらの酵素をもっと作り出すように仕向ければ、フリーラジカルとの闘いも有利に運ぶはずだ、そう彼は考える。ＳＯＤ入りの錠剤をたくさん摂取しようとは考えない方がいい。ほかの酵素と同じように胃でかき回されて消化されてしまうため、そんなことをしても意味がない。

マッコード氏によると、体により多くのＳＯＤとカタラーゼの生成を促すと判明している植物が約四十種類あり、そのほとんどは中国およびインドの伝統的な医学で使用されているという。先頃マッコード氏は『Free Radical Biology and Medicine』誌に寄せた共著による記事において、そのような植物五種のエキスを含むサプリメントの使用で体によるＳＯＤとカタラーゼの生成が増加しただけでなく、老化と関連のある酸化ストレスのマーカーが減少したことを示した。この結果が寿命の延びにつながるかどうかは今後の課題だ。サプリメントには以下のエキスが含まれていた。

一　緑茶
二　ターメリック
三　マリアアザミ
四　アシュワガンダ
五　オトメアアゼナ

アシュワガンダは「ウィンターチェリー」としても知られる。オトメアアゼナは薬草の一種だ。

これはとても小規模な研究で、被験者はわずか二十九人だったが、統計的には非常に有力な結果が出た。とはいえ、さらなる調査の必要がある。

「最終的な答えではないかもしれないが、その向こう側で多くの答えが待っている扉を開くことになるかもしれない」マッコード氏は語る。四十年近く前に発見した酵素が今後の抗酸化物質の研究の中核となるかもしれないと考えるのは、実に楽しいことだ。

購入には注意が必要

言うまでもなく、サプリメントは抗酸化物質に限られているわけではなく、ますます多くのアメリカ人が減量から関節の痛みや気分の落ち込み、糖尿病に至るまで、体の悩みに関するすべての問題の解決をサプリメントに頼るようになっている。私としては、植物療法の人気の高まりは現代医学への不満の増加と何らかの一致があるのではないかと考えていて、これはかなりまずい問題だ。

いずれにしても、今では何千万人ものアメリカ人がサプリメントを取っている。推定の数字にはばらつきがあるが、人口の十五パーセントから四十パーセントといったところだ。伝えられるところでは、大統領時代のブッシュ氏もサプリメントを取っていたそうだ。アメリカ国内でのサプリメントの年間売上額は二百億ドルを超えているが、業界にはほとんど規制がかかっていない。処方薬とは違って、サプリメントにはアメリカ食品医薬局（ＦＤＡ）の認可が必要ない。サプリメントは天然成分が由来なので、多くの人は本質的に安全だと思い込んでいる。販売されている二万九千種類のサプリメントのほとんどはそうだが、絶対に安全だという保証はないし、少なくともアメリカでは政府による監視がほとんどない。また、市場に出回っているサプリメントの濃度や純度の保証もない。効能を高めるために処方薬が含まれているものも見つかっている。有毒な重金属を含むものもあった。

サプリメントそのものは安全で信頼できる場合でも、正しく使用されなかったり大量に摂取したりすれば、健康上の問題を引き起こす可能性がある。また、サプリメントには処方薬との相互作用のおそれがあり、処方薬を服用しているアメリカ人がかなりの数にのぼることを考えると、これは実に危険だと言える。サプリメントを摂取する前に医師に相談するべきなのは当然で、すでに処方薬を服用している場合はなおさらだ。

サプリメントが危険な場合でさえも、連邦政府がそれを禁止するのは難しいと知り、私は言葉を失った。サプリメントに適用される一九九四年の法律では、連邦政府の取締官はサプリメントが安全なことをではなく、安全ではないことを証明しなければならないと定められている。二〇〇四年、ＦＤＡは心臓病、脳卒中、高血圧、さらには百六十四件の死亡事例に関連があったサプリメントのエフェドラを禁止しようとした。連邦判事は判決において、連邦政府が全面的な禁止を発令することはできず、どれだけの服用量が安全ではないかを明示する必要があるとして、禁止を認めなかった。

サプリメントのメーカーも、医薬品の会社が実施しているような製品の副作用を報告する義務がない。連邦政府の推定では、専用の電話やウェブサイトが設置されているにもかかわらず、副作用の約一パーセントしか報告されていないとしている。『ロサンゼルス・タイムズ』紙の記事によると、カリフォルニア州毒物コントロールセンターへの電話の八件に一件以上が、サプリメントに対する子供の副作用の訴えで、嘔吐、吐き気、心拍数の上昇といった症状だという。

有害なおそれのあるサプリメントに光を当てたとしても、別の危険なサプリメントが市場の隙間を埋めることまで阻止できるわけではない。例えば、エフェドラの危険性が一般に知られるようになると、ダイダイの苦い皮から作ったサプリメントが、ダイエットをする人やアスリートにはエフェドラを含まない代用品になるとして宣伝された。ところが、『Experimental Biology and Medicine』誌に発表された調査によると、ダイダイにはエフェドラと同じ危険の多くをもたらすおそれがあるという。

サプリメントを製造する多くの会社は、何千年も前から使われているのだから、あるいは古代医学に由来しているのだから安全だと主張する。天然成分だから、あるいは伝統的な治療法の一部だからといって安全だとは限らない。中国の薬草から取れるアリストロキア酸は様々な病気用に販売されていたが、腎不全や死に至る発がん性物質だということが判明した。チャパラル、コンフリー、ジャーマンダー、カバのサプリメントも、肝機能障害や死亡事例との関連がある。これらの教訓にはいずれも、これまでのところサプリメント市場の急成長を緩やかにする効き目は見られない。

エキナセアと風邪

それらの中で最もよく売れているのがエキナセアで、これはヒマワリ科の植物のムラサキバレンギクの抽出成分だ。推定で千五百万人のアメリカ人が風邪の予防および治療用としてエキナセアを服用している。効果があるという臨床的な証拠はほとんどない。二〇〇五年に連邦政府による資金援助で実施され、『New England Journal of Medicine』誌に発表された研究によると、市場に出回っているエキナセアの異なる三つの製品のいずれにも、風邪を予防する効果はなかった。エキナセアを支持する人たちは、検証に用いられた服用量が少なすぎたためだと主張した。政府によるほかの研究でも、エキナセアは成人の風邪、ないしは子供の上気道感染の治療に効き目がないと判明した。それにもかかわらず、アメリカ国立補完代替医療センター（現在のアメリカ国立補完統合衛生センター）は、上気道感染の治療法としてのエキナセアの研究に対して、資金援助を継続した。

ローラ・ブラウンさんなどのサプリメントを摂取する人たちがこの直前の数パラグラフを読むと、きっと私が何らかの方法で医療産業界に取り込まれたか、あるいは洗脳されたのだと結論づけることだろう。私は科学的な手法を強く信じている。正しく実施された試験によってその治療法にはプラセボ（第八章を参照）以上の効果がないと示されたのであれば、まずは試験をもう一度繰り返して同じ結果が出るかを確認したうえで、その治療法を継続するかどうか、考え直すべきだろう。とはいえ、私がここで何を書いたところで、エキナセアやほかのサプリメントには有効性がないと納得させることはできないだろう。信じる気持ちだけでも治療のための強力な道具になるわけで、それに関しては第八章で詳しく扱いたいと思う。

人気のあるほかのサプリメントについても考えてみよう。例えば、ニンニクだ。ニンニクを豊富に含む地中海料理を食べる南ヨーロッパの人たちは心臓病の発症率が低いことから、この植物への関心が大いに高まることになった。推定で七百万人のアメリカ人がニンニクのサプリメントを取っているとされる。成人を対象とした三十以上の臨床試験から、様々なニンニクのサプリメントを摂取すると、短期間のうちに小さいながらも統計的には有意な総コレステロール値の減少が見られた。また、ニンニクには脳卒中のリスクを高めるとされる血小板凝集の予防に効果があるかもしれないとわかった。生のニンニクの効能に関して調べた研究はほとんどないが、つぶしたり刻んだりした直後に加熱した場合、ニンニクの持つ有益な特性が減少するらしいとの調査結果がある。科学者の間では、つぶしたり刻んだりしたニンニクを十分間ほど放置してから、調理に使用するよう推奨する意見もある。複数の集団調査からは、ニンニクのほか、タマネギやリーキなど同じネギ属の野菜には、がんを予防する働きがあるとの結果が示されている。

黄色い花をつける多年草のセイヨウオトギリは、はるか昔から鬱病の治療に使用されてきた。推定で百五十万人のアメリカ人がセイヨウオトギリのサプリメントを服用している。セイヨウオトギリが軽度から中程度の鬱病の治療に効くとする証拠はある一方、研究ではより重度の鬱病の治療には効果がないとの結果が出ている。

チョウセンニンジンの根を摂取すると、健康全般の改善、精神的および肉体的能力の向上、血糖値の低下および抑制といった効果があると言われる。そうなると当然、飲料などの製品にチョウセンニンジンを加え、健康への意識の高い消費者の気を引こうという動きが出てくる。実際に効き目はあるのだろうか？　チョウセンニンジンが血糖値を下げ、免疫機能を高めるかもしれないとの研究結果がある。アメリカ国立補完代替医療センターによると、調査の最終的な結論は出ていないという。

イチョウも様々な飲料に加えられている。記憶力を高めるサプリメントとして長くもてはやされてきた。しかし、調査によると、うたい文句のように記憶力を向上させることはないという。

大豆製品も人気の高いサプリメントで、心臓によく、前立腺がんおよび乳がんの予防効果があるとされる。大豆を支持する人たちは、大豆が多く含まれる食生活を送る日本人やほかのアジアの人たちには、欧米の多くの国の人たちと比べてこれらのがんがはるかに少ないことを指摘する。現在のところ、ホルモンに関連するこれらのがんのリスクを大豆が低下させるという主張の裏付けとなるような臨床的な証拠はない。ただし、大豆製品がＬＤＬ（「悪玉」）コレステロールとトリグリセリドの減少にある程度の効果があると示す研究は存在する。

大統領時代のブッシュ氏が摂取していたことで知られるサプリメントを考えてみよう。まず、彼は毎日マルチビタミン剤を取っていた。また、グルコサミンとコンドロイチンの入ったサプリメントと、魚油のサプリメントも。グルコサミンとコンドロイチンは関節の痛み用だ。ブッシュ氏は長年のジョギングの習慣で膝の痛みに悩まされていて、後にマウンテンバイクまたはエリプティカルマシンに乗り換えた。

政府の研究によると、グルコサミンとコンドロイチンを一緒に服用しても、ほとんどの膝の痛みにはプラセボと比べて有意の改善は見られないという。広く使用されているこのふたつのサプリメントを個別に検証しても、効果はなかった。ところが、大規模な研究によると、これらのサプリメントは中程度および深刻な痛みを訴える参加者の場合は痛みが和らいだという。ブッシュ氏は一九九七年に左膝の手術を受けているので、中程度から深刻な症状のカテゴリーに該当する可能性がある。

ブッシュ氏が服用しているとされるもうひとつのサプリメント——魚油はどうだろうか？　魚油にはオメガ3脂肪酸が含まれる。医学文献を調べたところ、魚を食べる、もしくは魚油のサプリメントを摂取することで心臓発作と心臓病のリスクを減らせるかもしれないとわかったが、魚油だけではコレステロール値に変化はなかった。オメガ3脂肪酸は脳にもいいと考えられている。読者の皆さんも「魚は脳にいい食べ物」という昔からある言葉を聞いたことがあるのではないだろうか？　これが事実かどうかの結論を出せるほどの有力な臨床的証拠はまだないが、多くの医師たちはアルツハイマー病などの問題から脳を守る働きがあると信じている。魚と魚油が私たちの脳をより健康に保つうえで本当に役立つのかどうかを見極めるためには、今後のより多くの、そしてより良質な研究を待たなければならない。なお、脳をさえた状態に保つためのほかの方法については、第五章で扱うことにする。

サプリメントを取る

タフツ大学のジェフリー・ブラムバーグ氏はサプリメントの熱烈な支持者ではない。各種の健康的な食べ物から成る適度な量の食事を取るべきだと固く信じている。ただし、サプリメントにはまったく効果がないと切り捨てるつもりもない。ブラムバーグ氏はサプリメントが有益で、私たちの食事の隙間を埋めてくれる場合があると考える。

例として、不健康な食生活から健康的な食生活への移行期にある人を考えてみよう。その人は古い食習慣を捨てる必要がある。新しい食習慣を育む必要がある。ただし、ジャンクフードから一晩で健康的な食事に切り替えられるような人はいない。移行期の栄養不足を補うにはサプリメントがいい方法だ、そうブラムバーグ氏は語る。一方で、彼はすぐにこうも付け加える。「サプリメントは食事に代わるものではない」長い目で見れば食生活を変えることが常に最善の方法だが、一時的に食事からある種の栄養素を十分に摂取できそうもない場合には、サプリメントを取るべきだ。ほとんどの人は何かしらが不足しており、一般的なマルチビタミン剤もしくはマルチミネラル剤は実際の摂取量と必要とされる量との差を埋める助けになる。

サプリメントの摂取が理にかなっている場合はほかにもあると、ブラムバーグ氏は言う。現実問題として、大切な栄養素を含む食べ物を食べられない可能性もありうる。例えば、魚の味が大嫌いだという人がいるかもしれない。この場合、オメガ3脂肪酸のサプリメントを取ることは理にかなっている。また、そうすることで様々なビタミンや栄養素の推奨レベルに到達するのであれば、ビタミンや栄養素を強化した食品を選ぶのもいいだろう。

前の章で述べたように、ほとんどのアメリカ人はビタミンA、ビタミンC、ビタミンEのほか、カルシウム、マグネシウム、カリウムといったミネラルの一日当たりの推奨摂取量に達していない。このことから、多くの人はミネラルを加えたマルチビタミン剤を服用するのがいいと思われる。

どうやらそれ以外のアメリカ人はビタミンを取りすぎているようだ。医師たちのなかには、多くの人が不健康な食生活や生活様式の穴埋めとしてビタミン剤を大量に飲んでいて、それが危険な副作用を伴う場合もあるとする意見もある。

また、半数近くのアメリカ人が何らかの処方薬を服用している。高齢のアメリカ人の場合はその割合がより高くなる。薬は体による食べ物の代謝に変化をもたらすことがあり、栄養分が体から排出されたり、十分に吸収されなくなったりしかねない。これもまた、サプリメントを取るのがいい理由に当たる。

最後に、私たちは年を取るにつれて、健康的な値を維持するためにはある種の栄養素をより多く摂取しなければならなくなり、この場合もサプリメントが必要になる。例えば、私たちは年齢を重ねると太陽光線からビタミンDを生成する効率が悪くなる。その結果、ビタミンDを強化した牛乳など、ビタミンDを含む食品を食事の中に多く取り入れるか、ビタミンDのサプリメントを取る必要がある。

また、高齢者はビタミンB12と葉酸をうまく吸収できなくなる。胃酸の分泌量が減るため、その結果として胃の中のpHが高くなり（弱酸性になり）、それらの栄養素を吸収する能力が減少するのだ。高齢者ではビタミンB6の必要摂取量も増えるが、その理由は専門家にもわかっていない。それまでよりも急激に消費されてしまうためかもしれない。これらはすべて、多くの人が人生において食欲の減退を覚える年齢に起きるため、この栄養不足を補う機会も少なくなる。

カルシウムの摂取量が少なすぎると骨密度が失われ、骨粗しょう症を引き起こすことになるが、カルシウムのサプリメントは取るべきなのだろうか？　二〇〇六年に『New England Journal of Medicine』誌に発表された三万六千人の女性が対象の七年間に及ぶ研究では、七年間毎日カルシウムとビタミンDのサプリメントを摂取しても、高齢女性の骨折予防効果はほとんどないとわかり、それまでの通説が覆された。研究結果を受けて多くの医師と栄養学者は、骨密度の低い女性が骨量を増やすためには薬を服用するべきだと結論づけた。複数の薬が利用可能だ。骨粗しょう症は約一千万人のアメリカ人を悩ませており、その多くは女性で、年間百五十万人が骨折している。骨の強度が不安な人は、レントゲン検査の一種で痛みのない骨密度検査を受けるといい。

骨密度の問題を抱えていない女性（および男性）は、食事を通じて一日のカルシウム摂取量を満たすように努めるべきだ。アメリカ国立衛生研究所（ＮＩＨ）の栄養補助食品局は、カルシウムを豊富に含む食品を、一日に二サービングないし三サービングは食べるように推奨する。分量の目安としては、コップ一杯の牛乳、ヨーグルト八オンス（約二百三十五ミリリットル）、もしくはチェダーチーズのようなナチュラルチーズ一・五オンス（約四十五ミリリットル）に相当する。オレンジジュースもカルシウムが強化されている。ほとんどのアメリカ人は飲食物から十分なカルシウムを摂取しておらず、そのためアメリカ国立骨粗しょう症財団は、前述したように大規模な研究で思わしくない結果が出ているにもかかわらず、カルシウムのサプリメントを推奨し続けている。

専門家は骨粗しょう症が若いうちから始まると警鐘を鳴らす。私たちの骨量の九十パーセントは十九歳までに作られるので、若い人は食事で十分なカルシウムを取るべきだとされる。成長期に牛乳ではなく炭酸飲料を飲んでいる子供たちは、高齢になってから文字通りの意味で痛い目に遭う準備をしているようなものなのだ。

ホルモン補充

私たちの生体化学反応は年を取るにつれて変化する。テストステロンやヒト成長ホルモンなどのホルモンの分泌が減少する。活力を高める目的でこれらのホルモンやほかのホルモンを補充し、若い頃の値に戻そうとすることは議論の的になっていて、危険な可能性を秘めている。

グーグルで「human growth hormone（ヒト成長ホルモン）」を検索すると五百万件以上ヒットする。ヒト成長ホルモン（ｈＧＨ）は脳下垂体で分泌され、骨と組織の成長を促す。脳下垂体から分泌されるｈＧＨの量は二十歳から六十歳までの間で半分もしくはそれ以下に減少する。現在ではますます多くの医師がアンチエイジング療法として積極的にホルモンを処方しているように見受けられる。

生まれながらに下垂体から十分なｈＧＨが分泌されない人もいる。これによって起きるのが小人症で、当初ホルモンの医療目的での使用はこの病気の治療のためだった。ｈＧＨが発見されたのは一九五〇年代のことで、当時は死体から抽出された。一九八〇年代、研究者たちはｈＧＨの合成法を発見した。現在、老化対策としてｈＧＨの投与を推進する人たちは、ホルモンの注射は筋力、記憶力、性的機能の増強から血圧の低下、脂肪の減少まで、すべてに効果があると主張する。治療には年間一万ドル以上の費用がかかることもある。

一九九〇年に十二人の高齢者を対象に実施され、『New England Journal of Medicine』誌に発表された研究では、ｈＧＨが脂肪を減少させ、筋肉と骨密度を高めたことがわかった。百二十五人の高齢の男女を対象にした二〇〇二年のより大規模な調査では、ｈＧＨの注射で脂肪の減少と筋肉の増加が見られたものの、強度は増えなかった。一九九〇年の研究はインターネット上で広く引用されているため、同誌はネット上の誤解を招くおそれのある広告に関しての警告をウェブサイトに掲載した。

ｈＧＨを使用することの利点よりもリスクの方がはるかに高いと批判する声もある。例として、頭痛、手根管症候群、関節の腫れ、腹部膨満、糖尿病のリスクの高まり、腫瘍の増殖のおそれがある。皮肉なことに、老化を加速する可能性も指摘されている。成長ホルモンを多量に投与したマウスは早死にした。人間における長期的なリスクは明らかではないが、批判する人たちによるとあまりにも多量のｈＧＨは摂取する人の寿命を縮めるおそれがあると言う。

テストステロンもその分泌が若いうちにピークを迎えるホルモンだ。より若い頃の値になるようホルモンを補充することは、心臓の健康を高め、筋肉量、記憶力、男性の性欲を維持する方法としてもてはやされてきたが、多量に摂取すると抜け毛や気分障害を引き起こす可能性がある。また、いわゆる「悪玉」のＬＤＬコレステロールを増やし、一部のがん、心臓病、脳卒中のリスクを高めるとも考えられる。科学者の間には、男性の平均寿命が短い原因はテストステロンにあるのではないかとの意見もある。閉経対策としてテストステロンを摂取する女性が、毛深くなるといった男性の第二次性徴を示し始めることもありうる。

活力を高めるためのホルモン療法を推奨する人たちは、甲状腺ホルモンと、デヒドロエピアンドロステロン（ＤＨＥＡ）と呼ばれる副腎ホルモンの効果を声高に主張する。その分泌は二十代半ばでピークに達し、その後は年齢とともに減少する。もっと若い頃の数値に戻した時に何が起きるかについては、あまり多くのことはわかっていない。甲状腺ホルモンを補うことで起こりうる問題としては、心臓不整脈と骨量の低下、ＤＨＥＡの場合は男性では肝臓障害と胸のふくらみ、女性では毛深くなることなどが考えられる。

永遠の若さを求めて

若返りのためのホルモン療法は最近に始まった話ではない。一世紀以上前、フランスの心理学者シャルル＝エドゥアール・ブラウン＝セカールは、動物の睾丸内で永遠の若さの秘密を発見したと思った。当時七十二歳だった彼は、犬とモルモットの睾丸を切除して血液および精液とともにすりつぶし、水と混ぜた後、濾過したエキスを自らの腕に皮下注射した。注射から三週間後、ブラウン＝セカール氏は体力、集中力、スタミナの向上を報告した。一万二千人以上の医師が、「セカーリン」と名付けたこの調合物を「未来の薬」と銘打ち、大勢の一般市民に注射した。宣伝文句によると、この血清は「動物のエネルギーのエッセンスをひとつにまとめたもの」で、神経過敏、リューマチ、痛風、糖尿病、麻痺、インフルエンザをはじめとする多くの病気に効くとうたわれた。もちろん、セカーリンは老化を寄せつけない秘薬などではなく、やがて流行は下火になった。

こんにち処方されているｈＧＨやそのほかのホルモン療法が、セカーリンと同じ運命をたどるかどうかを判断するのは早計だ。ｈＧＨやそのほかのアンチエイジングホルモン療法の長期的な効果に関して、安全性と効能を証明できるだけの十分な調査はなされていない。年齢とともに自然と減少していくホルモンを補うことで健康になれるのであれば進んでそれに賭けてみようという人の数を考えると、今後数年間のうちに体への長期的な影響についてより有力な答えを得られることだろう。それまでの間は、そうしたホルモンを使用した注射もしくはほかの治療法を開始することは時期尚早だと思われる。

意外な秘薬

歴史を振り返ると、食事による老化への対抗手段の例がいくらでもあり、そのほとんどは食欲をそそらないものか、もしくはどう見ても不気味なもののどちらかだ。中国の道教の信者は長生きの動植物に関連するものを食べることが長寿の助けになると考えた。そのため、ツルの卵、カメのスープ、マツやイトスギの生成物を推奨した。十三世紀のイギリスの哲学者で科学者でもあったロジャー・ベーコンは、高齢者のしわだらけになった皮膚を見て、年齢とともに「体内の水分」が失われるせいで老化が引き起こされると結論づけた。彼は入浴とともに、少量の真珠、サンゴ、アロエ、金、さらには「雄ジカの心臓の骨」の摂取を主張した。それらは加齢とともに失われた「体内の水分」を補うとされた。高齢男性は若い人たちと一緒にいることで「生命力」の一部を吸収できるとも言われた。

雄ジカの心臓を食べるように勧めるつもりはないが、健康に効果のありそうなものが意外なところから見つかることもある。例えば、ダークチョコレートだ。『ネイチャー』誌に発表された研究論文によると、ダークチョコレートを食べると血中の抗酸化力が二十パーセント上昇する。チョコレートに含まれる抗酸化物質はエピカテキンと呼ばれる。ミルクチョコレートだと効果ははるかに少ない。オランダの年配の男性を対象にした研究によると、一日当たりチョコレートバー三分の一に相当する量を食べると血圧が下がり、死亡リスクも減少する可能性があるという。ダークチョコレート（ミルクチョコレートやホワイトチョコレートではない）はまた、心臓発作や脳卒中の原因となる血栓形成の初期段階に当たる血小板の凝集を抑制するとも考えられる。ココア豆にはフラボノイドが含まれる。赤ワイン、リンゴ、ベリー、緑茶、白茶、紅茶、ウーロン茶にも含まれるフラボノイドは、血中の一酸化窒素を増やし、血管機能を改善させると考えられている。一方で、チョコレートは糖と脂肪も含むので、少量のチョコレートならば健康にいいが、食べすぎはかえって問題を引き起こす。

赤ワインはどうだろうか？　赤ワインが持つ寿命を延ばす特性の可能性については多くが書かれてきたが、これは高脂肪の食品と喫煙が一般的なフランスで心臓病の発症率が比較的低いという、いわゆる「フレンチパラドックス」のせいだ。フランス人は赤ワインを多く飲むことから、赤ワインに含まれる成分のレスベラトロールにその原因があるのではないかと推測された。実験や動物を対象とした研究では、レスベラトロールには抗酸化作用と抗炎症作用があり、さらには動脈に優しい特性を持つ可能性も明らかになった。レスベラトロールはワインのほか、赤ブドウ、赤ブドウの果汁、ピーナッツ、ブルーベリー、クランベリーにも含まれる。どのワインにもレスベラトロールが含まれているが、白ワインやロゼよりも赤ワインの方が多い。体の外で培養された細胞内で、レスベラトロールは人間のがん細胞の増加を抑制した。また、レスベラトロールは酵母、ハエ、線虫、さらにはジンバブエに生息する短命の魚の寿命を六十パーセント延ばした。人間の寿命を延ばす特性があるかどうかはわかっていない。

健康をもたらす特性があるとの評判から、緑茶はトップクラスの地位を獲得している。その「熱い」人気から、ほかの飲み物にも加えられるほどだ。すでに述べたように、緑茶のエキスはコロラド大学のマッコード氏が検証して、ある程度の成功を収めた抗酸化物質のサプリメントに含まれていた。緑茶などの茶はがんのリスクを下げることが一部の動物実験から明らかになっているが、人間を対象とした集団調査でははっきりとした結果が出ていない。

コーヒーはどうか？　多くの人はより健康になるためではなく、カフェインで頭をシャキッとさせるためにコーヒーを飲む。ところが、カリフォルニア大学デービス校の研究者たちは、コーヒーには（カフェインの入ったものにも、カフェイン抜きのものにも）オレンジ三個分に相当する抗酸化物質が含まれると考えている。複数の研究が、コーヒーには二型糖尿病、（男性の）パーキンソン病、そしておそらく大腸がんのリスクを下げる効果があると示唆している。ただし、コーヒーに関してはすべてがいい情報というわけではない。カフェインは血圧を上昇させるため、高血圧の人には危険な場合がある。エスプレッソやフレンチプレスのようなフィルターを通さないコーヒーはコレステロール値も増やす。フィルターを通すコーヒーはコレステロール値にそれほど影響を及ぼさない。明日からコーヒーをがぶ飲みしようと考える前に、どんな場合にも当てはまる話だが、ほどほどにするのが大切だということを思い出してほしい。

自分できちんと学ぶ

自分の健康を託す方法としてハーブやサプリメントを摂取するという考えに乗り気ならば、確認しておく必要のある意見が多数あることを理解しておかなければならない。自分できちんと学ぶことが大切だ。何百年も前から、怪しげな薬を販売する人たちはあらゆることに効き目があるとまことしやかに宣伝してきた。私たちは自分の健康をもっとコントロールしたいとの思いから、そうした話をつい信じたくなってしまうのだ。また、含まれているものが「天然由来」で、何世紀も前から一般的だからといって、必ずしも安全ではないことも忘れてはならない。ローラ・ブラウンさんは自分の健康をコントロールする方向へと、この重要な第一歩を踏み出した。科学的なデータは彼女の決断を裏付けていないかもしれないが、そうしたサプリメントが自分には効くと彼女が信じていることは間違いない。彼女と同じ考えのアメリカ人は四千五百万人いる。あなたがその中のひとりならば、あるいはその仲間に加わろうと考えているのならば、この章をよく読み、しっかりと自分で勉強することだ。

この章では、臨床的なデータを用いることで、人気のあるサプリメントについての主張に切り込もうと試みた。今では何千ものサプリメントメーカーが存在しているが、その中には自社の製品に関して過大な効果をうたっているところもある。そんな宣伝文句を鵜呑みにしないことだ。

ＮＩＨの栄養補助食品局のウェブサイトには、読者の皆さんがきちんと理解したうえで決断を下す助けになるような情報が数多く掲載されている。メイヨー・クリニックやオレゴン州立大学ライナス・ポーリング研究所のウェブサイトも同様だ。最後に、奇跡の秘薬など存在しないことを覚えておくように。できるだけ健康的な生活を送ろうとしているならば、体に入れるものに気をつけることだ。次の章では走り続けることの大切さを見ることにする。一生懸命の努力には近道やそれに代わるものはないのだから。

ドクター・グプタからのメッセージ

✓ 若返りの泉は存在しない。「あなたを若返らせる」とうたう製品には要注意。

✓ サプリメントではなく、そこに含まれる成分を取ること。果物や野菜が豊富な食事に代わるものはない。

✓ ヒト成長ホルモンは避ける。得られるかもしれない効能よりも体に及ぶかもしれない害の方が上回る。

✓ 年齢、人種、居住地によっては、ビタミンDのサプリメントを取ることも考えよう。

✓ 意外な秘薬を見つけ出そう。ダークチョコレート、赤ワイン、コーヒーは寿命を延ばすかもしれない。

✓ 天然由来という理由だけで安全が保証されるわけではない。

第四章　人生を走り続けよう

オールステイト保険会社の重役を四十年近く務めたジェームズ・ハモンドさんは、いつもあちこちを渡り歩いていた。保険業界が変化の時期を迎えている時、彼はある南部の州から別の南部の州に移動しては、保険業界の将来を担う世代への指導に携わってきた。在職中は合計すると十の異なる州で暮らした経験を持つ。ハモンドさんは私の患者の多くと同じだ。決してカウチポテト族だったわけではない。むしろ非常に活動的だった。ただし、忙しすぎて本格的な運動に取り組めなかったのだ。週末に時々ジョギングをする程度だった。どこかで聞いたような話だと感じたとすれば、その感覚は正しい。ハモンドさんは世界各地の労働者階級の成人の大多数を代表する存在だと言える。読者の皆さんも、そして私も、体を動かしたいという思いはあるものの、そうすることとの優先順位は年齢を重ねるにつれて低くなっていく。ところが、ハモンドさんの人生は大きく異なる方向に転換した。それまでの人生でスポーツの競技会に参加したことなど一度もなかった彼が、やってみようと決心したのだ――それも八十六歳の時に！　ある友人からジョージア州のシニアオリンピックへの出場を勧められ、実際に参加した結果、彼は健康維持の素晴らしい道のりを歩み始めることになった。

ハモンドさんは州の大会の百メートル走に出場し、自分でも驚いたことに三十秒という記録で金メダルを獲得した。今のハモンドさんはそのタイムを振り返り、人のよさそうな笑みを浮かべながら「とてものろまだ」と笑い飛ばす。それでも、彼は走ることに病みつきになり、真剣に取り組もうという意欲を持った。目標は翌年にルイジアナ州のバトンルージュで開催される全米シニアオリンピックへの出場資格を得るために、タイムを十八秒か十九秒まで縮めることだった。

ひとりでトレーニングを積んだハモンドさんは、「走って走って走りまくる」ことでタイムを二十三秒まで縮めたが、それ以上はどうしても速くならなかった。

「もうあきらめようという気持ちになっていた」ハモンドさんは当時を回想する。そんな時、コーチに教わったらどうかとアドバイスする人がいた。ハモンドさんはルイジアナ州立大学時代に短距離走の選手だった学校の先生に声をかけた。その男性は八十歳を超えた相手のコーチを務めることに同意したが、ひとつだけ条件があった。本気で勝ちたいと思っているのか？　ハモンドさんは勝ちたいと断言した。

ハモンドさんのトレーニングは次の段階に入った。懸命に走るだけでなく体力をつけるために、ウエイトトレーニングを開始した。ハモンドさんのタイムはよくなり始めた。コーチは毎週、公開陸上競技に参加するハモンドさんを乗せてフロリダ州のタラハシーまで車で往復してくれた。ハモンドさんのタイムは二十秒を切り、十九秒も切った。全米シニアオリンピックの前日、ハモンドさんは大会に参加し、十八秒三のタイムを出した。翌日のバトンルージュでの本番では十八秒三のタイムで銀メダルを獲得した。本人の話によると、金メダルを取れなかった唯一の理由は、ほかの走者のことは気にするなというレース直前のコーチからのアドバイスを聞かなかったからだという。レースの中間地点で先頭に立っていることに気づくと、勝ったと確信して力を抜いてしまったのだ。銀メダルはもっと頑張ろうという意欲をさらに後押しすることになった。

その後、ハモンドさんはミネアポリス近郊に移り、一人息子の牧師、三人の孫、六人のひ孫たちから十数キロのところで暮らしている。彼は毎日地元のスポーツジムに顔を出し、ウエイトトレーニング、短距離走をはじめとする様々な距離のランニング、ストレッチをこなす。「歩くことやジョギングでも効果はあるだろうが、激しい運動こそが体の働きを維持するのだと確信している」ハモンドさんは言う。彼は自分よりも十歳や二十歳以上若いトレーニング仲間や高齢者たちに、フィットネスの効果を話して聞かせている。

リッチモンドで開催される次の全米シニアオリンピックが間近に迫る頃には、ハモンドさんは自分が金メダルを取れると信じていた。レースの前日、ハモンドさんはタイムをさらに縮めようと、トラック競技用のスパイクシューズを購入した。だが、本番のレース中にスパイクがトラックの表面に引っかかってしまい、転倒して頭からトラックに突っ込んでしまった。ハモンドさんは手首を骨折し、救急車で競技場を後にした。

「私のプライドにとっては瀕死の重傷だったよ」ハモンドさんはジョークで笑わせる。残念な結果は彼の決意をいっそう強くさせた。「人生で最悪の出来事が人格形成に役立つこともある。私は前向きな考え方の力を教え込まれて育った。母はいつもこんなことを言っていたよ。『いいことを探していればきっといいことが見つかる』って」

ハモンドさんによると、自分の前向きな性格は両親譲りだそうだ。ただし、長寿に関しては遺伝子ではなく運動のおかげだという。

「母は四十九歳で亡くなった。父が亡くなったのは六十五歳の時だった。九十一歳まで生きた祖母と、同じく九十一歳まで生きた曾祖父がいたが、そのふたりを除くと八十代まで生きた身内はほとんどいなかった」

九十二歳になったハモンドさんはまだ生きているだけでなく、世界レベルの短距離走者で、全米記録を保持していて、世界記録の更新を狙っている。

「生活のすべての側面で貢献している。健康でなければ人生を楽しむことなどできないけれど、私の健康には何の問題もない」ハモンドさんは言う。

「私にとっては素晴らしいことだった。運動のおかげで八十代から九十代にかけて健康を維持できた。十年前や十五年前と同じくらい、体の状態がいい。運動が大好きなんだ。私にとってまったく新しい世界を見せてくれた。八十代と九十代を人生でいちばん幸せな年月にしてくれたよ」

ハモンドさんには大勢の仲間がいる。アメリカ人の腹回りが全体的に大きくなる中で、フィットネスブームも存在していて、何百万人ものアメリカ人に肉体を追い込むように促している。

例えば、国際ヘルス・ラケット・スポーツクラブ協会の数字によると、二〇〇四年には約六百二十万人のアメリカ人がパーソナルトレーナーのもとで運動していて、五年間で五十五パーセントの増加を示している。

また、長距離走のための全米事業者団体のランニングUSAによると、マラソンで完走した人の数は一九八〇年の十二万人から二〇〇四年には四十二万三千人に増加した。その間、マラソンに完走した男性は二倍以上、女性は何と十四倍に増えている。ロードレースも驚くほどの人気の高まりを見せ、完走者の数は一九八〇年には百万人だったのが二〇〇五年には八百万人を数えた。

水泳、自転車ロードレース、長距離走の三種目をこなす過酷な競技のトライアスロンでさえも、目覚ましい成長を示している。競技の運営組織のトライアスロンUSAに登録した人数は二〇〇六年半ばで六万六千人に達し、これは二〇〇〇年の三倍以上の数字だ。それにも増して素晴らしいのは、アメリカでのアイアンマンレースへの出場者が二〇〇五年に一万人に到達し、その後も増え続けていることだ。この競技には生半可な気持ちではとても出場できない。アイアンマンレースUSAトライアスロンは二・四マイル（約三・八キロ）の水泳、百十二マイル（約百八十キロ）の自転車ロードレース、フルマラソンの三種目から成る。

ジェームズ・ハモンドさんやそのほかの人たちが私たちに教えてくれているのは、老化が必ずしも速い記録を出すことや体を鍛え抜くことの終わりに当たるわけではないということで、それはどれほど真剣に競技に取り組む人であっても変わらない。ノースウエスタン大学時代に水泳選手だったリチャード・T・エイブラハムズさんは、百メートル自由形で五十秒を切った初めての五十歳になった。その五十歳の時のタイムは彼が一九六四年のオリンピック選考大会に出場した時のタイムよりも速かった。その十年後、エイブラハムズさんは百メートル自由形で五十秒を切った初めての六十歳にもなった。その間の十年で彼の最高タイムはわずか〇・三四秒しか落ちなかった。

ウクライナのタチヤナ・ポズニヤコバさんは二〇〇三年のロサンゼルスマラソンに四十八歳で優勝した。このマラソンは小さな大会ではない。世界各国から一流のランナーたちが集まる。ポズニヤコバさんはこの厳しい大会で二位の女子選手に三分以上の大差をつけてゴールした。そればかりか、ポズニヤコバさんは四十九歳で出場した翌年のロサンゼルスマラソンで二連覇を達成した。

「年齢のことは考えない」ポズニヤコバさんは新聞記者に語った。「年齢はとても上だけれど、強い意志がある。体が問題なのではない。肝心なのは自分を律する力」

運動を増やせば老化が減る

この本に関する話を聞きながら国内を回っているうちに、あることがますますはっきりとわかってきた。それは多くの人たちが寿命を延ばすための魔法の近道を探し求めている一方で、すでにわかっていることを同じような熱意では利用していないということだ。自分が学んだことにより、私はすでに変わり始め、寿命を延ばし始めている。読者の皆さんの寿命をほぼ確実に延ばせる例をひとつあげておこう。私たちは年を取るにつれて肺活量、柔軟性、体力が衰える傾向にある。どんなに体を鍛えている人でも、次第に動きが鈍くなり、力が弱くなり、柔軟性が失われる。だが、それはピークに達した状態から見た場合の話だ。私たちの大部分はそもそもその域にまで達していない。私たちの大部分はそれにはほど遠い状態にある。つまり、これから体をより鍛えることで、生物学的には「より若く」なれるということなのだ。そのことについて考えてみてほしい。錠剤や、手術や、魔法の秘薬なしでも、自分をもっと若くできるのだと。ジェームズ・ハモンドさんの例ですでに見たように、本気で取り組めばより速く、より強く、より柔軟になれるのだ。

現在のアメリカ人が最も多く当てはまる体形について考えてみよう。アメリカ人の成人の三分の二以上は臨床的に見て太りすぎだ。当然のことながら、調査したアメリカ人の十人に六人が、余暇に激しい身体的な活動に参加したことが一度もないと回答した。

運動による効果を手にするためには、エイブラハムズさんのような筋金入りのスイマーになる必要はないし、ポズニヤコバさんのようなマラソンランナーになる必要もないし、ハモンドさんのような九十歳のスプリンターになる必要もない。ウエイトトレーニング、ウォーキング、サイクリング、ジョギングは、いずれも心臓と肺にいい影響を及ぼす。

『Journal of the American College of Cardiology』誌に発表された研究で、年を取るにつれて生じる運動能力の衰えの多くは、心臓血管系の老化によるものではなく、単にあまり体を動かさなくなることが主な原因だとわかった。座っている時間の多い高齢者がウォーキング、もしくはジョギング、サイクリング、ストレッチなどの運動プログラムを六か月間行うと、運動中の筋肉に酸素を送り込む効率が改善され、二十代もしくは三十代の数値に近づけることができた。簡単に言うと、疲れを感じることなくもっと多くのことができるようになったのだ。

健康のために歩く

ピッツバーグ大学公衆衛生学部の研究者たちが実施した別の研究では、七十歳から七十九歳までの人が四分の一マイル（約四百メートル）歩く能力は、死亡と不健康の重要な予測因子だということが明らかになった。標準的な陸上のトラック一周分に相当するその距離を歩ける人は、六年後も生きていられる可能性がかなり高い。そればかりか、その六年間でどれだけの身体的な障害や病気を経験することになるかも予測していたのだ。

ウエイトトレーニングも軽視してはならない。筋力のトレーニングは、糖尿病、肥満、腰痛、鬱病、関節炎など、多くの病気や慢性的な不調の症状の軽減につながる。また、代謝を十五パーセント上げることもできる。タフツ大学の研究で、中程度から重症の変形性関節症を患う年配の男女に十六週間の筋力トレーニングを実施してもらったところ、痛みが四十三パーセント減少した。また、私は簡単なベンチプレスでも寿命を延ばせることを知って驚いた。この運動だけでも肋骨と胸腔を広げる効果がある。それによって肺のための余裕ができ、年を取っても肺炎にかかりにくくなる。このことは極めて重要で、なぜなら呼吸器系疾患への懸念は年齢を重ねるにつれて大きくなるからだ。実際、私が話をしたすべての専門家は、上半身のレジスタンストレーニングを勧めた。その運動だけでも、高齢になってから肺炎にかかりにくくなるため、ほかのどんなことにも増して寿命を延ばす助けになる。

また、背筋を鍛える運動も忘れてはならない。現代の私たちは人生の大部分を、前かがみの姿勢になってコンピューターの画面を見ながら過ごしているので、背中には人類の歴史上でこれまでになかったほどの負担がかかっている。それに当然のことながら、ウエイトトレーニングは筋肉量と筋力を増強する。筋力トレーニングには柔軟性の向上、バランスの改善、骨密度の維持、さらにはアメリカ国内で推定八百万人の女性を悩ませている骨粗しょう症の予防といった効果がある。閉経後の女性を対象にした研究では、週二回のウエイトトレーニングで体力の七十五パーセントの向上、バランスの十三パーセントの改善、腰骨と背骨の骨密度の一パーセントの増加が見られた。骨密度の数値はそれほどではないと感じるかもしれないが、高齢者が介護施設に入所する理由の第一位は腰の骨折が原因なのだ。骨折を避けることにより、高齢者は自立した、もしくはより自立した生活を送れる可能性がはるかに高くなる。

基本的な話

もしあなたがこれから運動を始めようとしているなら、実際に行動を起こす前にかかりつけの医師に相談するべきだ。スポーツジムでトレーナーと契約し、器具の使い方や、それぞれのマシンでどれくらいのウエイトを持ち上げるのがいいか、教えてもらうのもいいだろう。一般的には、正しいフォームで八回から十二回ほど持ち上げられるウエイトを見つけ、二分間のインターバルを置いた後、もう一セットを繰り返す。二セットとも十三回以上を楽にできる場合は、ウエイトを増やしてみる方がいい。どちらか一セットでも八回持ち上げられない時は、ウエイトを減らそうと考えるべきだ。

これから始めようとしている人で、ジムよりも自宅でウエイトトレーニングをしたい場合は、二個の小さなダンベルを買うといい。それがあればバイセップスカールとオーバーヘッドプレスができる。壁を使えば「ウォールプッシュアップ」ができる。また、自宅の階段を上ることで大腿四頭筋が鍛えられる。椅子の背もたれをつかんで片脚ずつ横向きに持ち上げることも、フィットネスの習慣の手始めとしていい運動だ。

ウエイトトレーニングの前には準備運動が欠かせない。一般的なルールを以下にまとめておく。まずは大きな筋肉群から始めて、それから小さな筋肉群を鍛えること。ウエイトを持ち上げる時はスムーズな流れるような動きで行い、激しく一気に持ち上げてはいけない。あわてて行わないようにするために、ウエイトを持ち上げながら四つ数えるのもいいだろう。呼吸を忘れないこと。ウエイトを持ち上げる時には息を吐く。ウエイトを元の位置に戻す時には息を吸う。ウエイトを下ろす時もゆっくりを心がける。年齢が若い人は各筋肉群を二十四時間休ませてから次回のトレーニングを行うべきだ。年配の人の場合はその二倍の時間が必要で、同じ筋肉群のトレーニングまでに四十八時間を空ける方がいい。

有酸素運動も、心臓病、糖尿病、骨粗しょう症、乳がん、結腸がんのリスクを下げる。有酸素運動にはウォーキング、ジョギング、サイクリング、水泳、ヨガ、ピラティスなど、軽く息が切れて心拍数が上がる運動のすべてが当てはまる。

運動は週に三回から五回、行うべきだ。運動を生活習慣の一部に組み込み、食事や睡眠と同じように大切なものだと考えよう。仕事で緊急の作業がある時や、家庭で何か問題が発生した場合には、運動をスケジュールの中で最優先させてはいけない。自分の人生をマラソンだと考え、運動は「完走する」ための重要な一要素だと見なすべきだ。体を動かすことに時間を割くと、仕事での生産性も上がるし、家庭生活の面でも活力が出ることだろう。

一般的に言って、運動はストレスの軽減、より健康的な体重、およびコレステロール、血糖値、血圧の引き下げとも関連がある。また、夜にぐっすり眠れるようにする効果もある（ただし、一日の遅い時間に運動した場合はその限りではない）。

やる気を出す

物事を先送りしがちだったり、運動を始めるのに腰が重い人は、一緒に運動する仲間を見つけたり、サイクリングサークルに入ったり、短期集中トレーニングのコースに参加したりするといい。仲間意識やチームメイトからのプレッシャーは大いにやる気を引き出す。励ましたり励まされたりしながら健康になると、運動が楽しくなる――やらなければならない作業ではなく、待ち遠しいことになる。

やる気を引き出すもうひとつの方法は、一か月から二か月先に予定されている五キロまたは十キロのロードレースに、まだその準備ができていなくても参加を申し込むことだ。これは外に出てより健康的な生活様式を目指すためのいいやり方だ。肉体的な目標を設定すると、自分でもびっくりするほど自然と健康的な食事になる。十キロを走らなければならないのに、ジャンクフードをむさぼり食おうと思う人などいるだろうか？　レースに備えてのトレーニング方法がわからなければ、インターネットで調べるといい。オンラインで検索すれば、走る距離に合わせた一週間ごとの練習メニューがいくらでも見つかるはずだ。大切なのは目標を定めること、そして自分を試そうとすることだ。

たとえ世界レベルの九十歳にはなりたくない人でも、年齢を重ねながら大きく前進することはできる。あなたがカウチポテト族ならなおさらそうだ。ハモンドさんがスポーツジムで毎日午後に取り組んでいたような、入念なランニングプログラムをはじめとする運動は必要ない。私たちのほとんどはそれよりもはるかに簡単な、しかもジムに行かなくても日常生活の中でできるルーティーンから大きな効果を得られる。次からはエレベーターやエスカレーターの代わりに階段を使ってみよう。じっとしていることがほとんどな今の私たちの世界で、体を動かし続ける方法をもっと見つけることだ。

ハモンドさん自身も、自分の運動のルーティーンはいわば何もないところから始め、徐々に今のトレーニングのきつさにまで築き上げてきたと言う。運動の習慣をつけるのに遅すぎる年齢などない。ハモンドさんだって八十代になるまでは本気で運動に取り組まなかったのだから。もちろん、定期的な運動の習慣をつけるのが早ければ早いほど、年を取るにつれてより健康になれる。何よりも顕著なのは活動的な生活と、より長くより健康的な人生との関連性だ。体がより健康になるだけでなく、脳もより健康になる（これについては第五章で詳しく扱う）。そこまで明確な関係性を示す薬はほとんど存在しない。それに加えて、時間と努力をかけさえすれば、体力、持久力、柔軟性についてもほぼ確実に向上させることができる。

体を鍛え始めたばかりの人たちは誰でも、たとえすぐにでも加速したいという誘惑に駆られたとしても、まずはゆっくり進めるということを念頭に置く必要がある。最初から飛ばしすぎるとほぼ間違いなく怪我につながる。また、ほどほどの期待を持つことだ。早いうちから過大な期待をかけると、必ず失望することになる。とはいえ、具体的で測定可能な目標を設定するのはいいことだ。繰り返しになるが、ほどほどの目標にしておこう。実現不可能なレベルに目標を設定しないこと。どれだけきつい訓練を重ねようとも、私が一マイル（約一・六キロ）走で四分を切るのは不可能だろう。どのくらいの頻度で運動するか、およびどのような身体的な成果を実現したいかについても、短期的な目標と長期的な目標の両方を定めるべきだ。身体的な目標としては、一時間歩くとか、一マイル（約一・六キロ）走で十分のタイムを出すなどがあるかもしれない。実用的な成果でもいいだろう。ゴルフコースの十八ホールを歩けるようになりたい、五階のオフィスまで階段を歩いて上れるようになりたいなどだ。進展は徐々に現れるということを忘れてはならない。身体的な能力が一足飛びに伸びることはない。

ジェームズ・ハモンドさんの話を聞いて本書を執筆するうちに、私も自分なりに意欲をかき立てられた。それまでの私の運動習慣はかなり簡単な、自分の生活に合わせたものだった。体重九十ポンド（約四十キロ）のワイマラナーを飼っているので、愛犬の健康を考えて毎朝一緒に四マイル（約六・四キロ）走る。また、一日おきに中程度のウエイトトレーニングを行う。自分としてはかなり健康的だと思っていたが、同時に寿命を延ばそうというよりも単に日課として運動しているようにも感じていた。そこで新たに湧き上がった意欲とともに、私はハーフマラソンへの出場を決めた。ハモンドさんと同じように、私は目標に向かって進むことが楽しい。本書のアドバイスに従って有酸素運動とウエイトトレーニングを以前よりも増やすことで、自分の運動が効果的で楽しいと感じるようになった。走る距離が増えてくると、すぐにテレビ局の同僚たちから体がたくましくなって若く見えると言われた。ハーフマラソンでは念願の二時間を切るタイムで完走し、今ではよりきつく、より激しいトレーニングが生活の一部になっている。

その一方で、自分の体の訴えには、特に運動中に痛みを感じた時には、ちゃんと耳を傾けるべきだとも学んだ。ジョギング中に膝が痛む時には休ませるべきだ。その代わりにエリプティカルマシンを使ったトレーニングや水泳をするといい。医師から健康に関して「優秀」のお墨付きをもらった六十歳の当時のブッシュ大統領でも、一マイル（約一・六キロ）を七分のペースのジョギングから、サイクリングとローインパクトマシンを使ったトレーニングに切り替えなければならなかった。関節を休ませることには効果がある。大切なのは、運動をやめるための口実に痛みを使わないことだ。体を鍛えるための新しい方法を工夫すればいい。

多くの人、特に最近あまり運動をしていないという人は、スポーツジムに通うことに二の足を踏む。いい運動をするためには必ずしもジムに行かなくてもいい。アメリカ疾病予防管理センター（CDC）は様々な活動ごとの代謝量を計算した。その結果を聞くと驚くかもしれない。階段を上ることはダブルスのテニスよりも激しい。庭で穴を掘ることはゴルフをプレイするよりも代謝的にはきつい。

読者の皆さんもおそらく聞いたことがあると思うが、一日三十分間歩くだけで心臓血管系の健康に驚くような効果がある。皆さんが知らないかもしれないのは、その恩恵が心臓、肺、健康感だけにとどまらないことだ。細胞レベルでも健康になる。ミトコンドリア――細胞の発電所――がより強くなるのだ。専門家は毎日、もしくは一週間のうちのほぼ毎日、軽く息が切れる程度の運動をするように勧める。健康にまったく問題のない人ならば、軽く息切れがして話しづらくなる程度の激しさの運動をするといいが、口がきけなくなるほど息苦しくなるような運動はするべきではない。

基本的なルーティーンに慣れてきたら、少し変化をつけてみよう。ある日に短い距離を速く歩いたら、その次の日にはもっと長い距離を少しゆっくりと歩く。エアロバイクに乗ったりエリプティカルマシンを使ったりするのもいい。知り合いのトレーナーは次の言葉を好んで使う。「あなたの体を毎日驚かせなさい」

ストレッチも重要だ。私たちは年を取るにつれて体の柔軟性が失われる。可動域を維持できるのはストレッチだけだ。ハモンドさんはストレッチにも運動する時と同じくらい熱心に取り組むと語る。これは世界記録を目指すためだけでなく、彼の全体的な健康のためにも賢明な判断だ。ストレッチにはほかの効果もあるようだ。就寝前に軽いストレッチをすると眠りやすくなるという人もいる。またヨガも、自分が感じるストレスのレベルだけでなく、体内のストレスホルモンのレベルまでも下げる効果があると証明されている。

立ち上がれ、カウチポテト族たち

運動のことを考えるだけでも嫌だという人であっても、体を鍛えられないわけではない。筋肉、肺、心臓に効果のある活動はいくらでもある。例えば、車を運転する代わりにできるだけ歩く。エレベーターに乗らずに階段を使う。落ち葉を掃く。ガーデニングをする。ダンスをする。自転車に乗る。スキップをする。私たちはあらゆることが信じられないほど簡単にできる社会で暮らしている。ほとんど体力を使うことなく一日を過ごすことだってできる。あまり深く考えずにエスカレーターに乗り、エレベーターに乗り、車に乗る。無意識のうちにそうしている。もっと労力が必要な代わりの手段を選ぶためには、そのことを意識した決断——新しい考え方が必要になる。この次にエスカレーターに乗って上のフロアに向かっている時には、自分が登山をしていて、ちっぽけな手指屈筋からとてつもなく大きな大腿伸筋まで、全身の筋肉群を使用していると想像してみよう。ジェームズ・ハモンドさんは、私たちのほとんどが運動のルーティーンを毎日ただこなしているだけだと教えてくれる。きつくて新しい運動で体を驚かせる代わりに、毎日ランニングマシンに乗るだけで満足していて、有酸素運動の進展の安定期にとどまったまま、代謝を変えたり体幹の強さを向上させたりしようとは決してしない。簡単な変化を実行するだけで、豊かな報酬を得られるかもしれない。八十代や九十代になって思うように体が動かなくなったり、心臓、肺、骨に関連する病気を患ったりしてつらい思いをする代わりに、ハモンドさんは着実に上を目指す目標と激しい運動を満喫する人生が送れている。生活に定期的な運動を取り入れた多くの人たちと同じように、ハモンドさんは厳しい鍛錬にも決して不満をこぼさず、もっと多くの運動をこなし、もっと強くなるための方法を常に探している。八十代になっても楽しみながら世界レベルのアスリートになる一方で、ハモンドさんは私たちに長寿を目指すための別の方法を教えてくれる。百メートル走の競技への参加を目指して走り始める必要はないが、それならばジェームズ・ハモンドさんのように生きるためには今日から何ができるだろうか？　章末の「ドクター・グプタからのメッセージ」のコーナーにある私からのアドバイスをチェックしてもらいたい。

長寿を目指すことについて多くの人たちと話をして世界各地を回りながら、私はほぼすべての人がある大きな不安を抱えていることに気づいた。健康な心のない長生きなんて意味があるのだろうか？　そのことが次の章のテーマだ。一緒に長寿を目指すなかで、体だけでなく心も健康に保つための簡単な方法を示すつもりだが、読者の皆さんはきっと驚くことだろう。

ドクター・グプタからのメッセージ

✓ 毎日自分の体を驚かそう。新しい運動を試すこと。
✓ 限界まで追い込め。長生きすることは重労働だ。きつい運動で自分をいじめ抜くこと。
✓ 今すぐに上半身のトレーニングを始めよう。それで寿命が何年かは延びる。
✓ ストレッチにはそれ以外のトレーニングと同じくらいの時間をかけるべきだ。きっと体が感謝してくれる。
✓ たとえ旅先でもトレーニングを休まないこと。
✓ 毎日運動すること。トレーニングの時間がない？　それなら階段を使ったり、いつもより遠い場所に車を停めたり、落ち葉を掃いたり、掃除機をかけたりすればいい。

第五章　記憶力を鍛える

チャック・オザッグさんは長く英語の教師を務めていた。ケープコッドのファルマスで教壇に立っていた時、心臓が突然止まり、その場に倒れた。現場に救急隊員が駆け付け、彼を死の淵から救った。ただし、貴重な数分間が失われたため、酸素不足からオザッグさんの脳には回復不能なダメージが残り、彼はほとんどの記憶を失ってしまったほか、新しい記憶を形成することもできなくなってしまった。

今、彼は永遠の現在に生きている。これは何とももどかしく、気の滅入るような状況だが、彼は持ち前のユーモアのセンスと蛍光ペンで対抗している――蛍光ペンは妻のメアリー・アンさんに見せたいと思った新聞記事を忘れないようにするためだ。また、彼は自分の状態を題材にした詩も書いている。その中のある一節が私に強い印象を残した。

「私の記憶は雪のひとひらのように、やわらかく、おぼろげ。雪のひとひらが安らぎをもたらすのはつかの間」

オザッグさん自身は生き延びることができて幸運だったと考えている。病院の医師は妻に対して、彼は助からないだろうと伝えたという。オザッグさんは妻とふたりの息子との時間に喜びを見出している。それでも、彼は本人の詩的な表現を借りれば果てしない空白の中に生きていて、電話中に相手から言われたことを切る前に忘れてしまうこともしばしばだという。

何よりも恐ろしいのは、現代医学の介入がなければ、私たちの多くも同じように記憶を失う運命にあるということだ。ただし、その原因は異なる——アルツハイマー病だ。六十五歳の人がアルツハイマー病にかかる可能性は十人にひとり。アルツハイマー病協会によると、八十五歳の人ではほぼふたりにひとりの割合になる。私たちがさらに長生きするようになれば、全員がアルツハイマー病にかかるだろうと考える医療研究者もいる。

アルツハイマー病は六十五歳以上のアメリカ人三千五百万人（これはアメリカの歴史上で最も多い高齢者の人数）の中で、認知症の最も一般的な原因だ。推定で四百五十万人のアメリカ人がアルツハイマー病を患い、年間十万人が病気の合併症で亡くなっている。ベビーブーム世代が年を取るにつれて、高齢者の数は増え、医学上の大発見がない限りはそれに合わせてアルツハイマー病の患者数も増えるだろう。アメリカ国立老化研究所によると、現在のペースが続くとアルツハイマー病の患者数は二〇五〇年までに三倍に増えるということだ。

五十歳以下の人にとっては幸運なことに、脳がどのように働いているかについて、記憶がどのように形成されるかについて、そしてアルツハイマー病の患者の脳内に作られて記憶の喪失や認知障害を引き起こすβアミロイド斑と神経原線維変化をどのように防ぐのかについて、研究者の間では年を追うごとに理解が進んでいる。

老後を迎えた人々を不安にさせているのはアルツハイマー病だけではない。健康な高齢者でも記憶の衰えとは無縁でいられない。学習や記憶などの高次機能にとって重要な領域では、年齢とともにニューロンが縮小する。その結果、私たちは年を取ると、人の名前、車のキーを置いた場所、あるいは車そのものを停めた場所などをすぐには思い出せなくなる。このような「物忘れ」はもどかしくもあり、恐ろしくもある。忘れっぽくなったのが誰にでもあるうっかりミスなのか、それともアルツハイマー病の最初の予兆なのか、はっきりとわからないところに不安の一因があるのは言うまでもない。

記憶を失うかもしれないと思うと大いに不安をかき立てられるのは、私たちがいろいろな意味で記憶を蓄積した存在だからだ。記憶は私たちが誰なのかを定義する。記憶は私たちを過去と結びつけ、家族や友人と結びつけ、結婚、誕生、死、成功、失敗などを通じて人生を形作ってきた出来事と結びつける。また、記憶は世の中の仕組みについての教訓を提供して、私たちを導いてくれる。覚えていられなければ、学ぶことができない。私たちの経験——私たちの記憶——の総和が、世界観や感性に情報を与える。私たちが持っているどんな知恵もまた、記憶の産物だと言えるだろう。このように、記憶は情報の貯蔵庫として機能しているだけでなく、私たちが未来をどのように見るかも形作っている。そう考えると、希望を抱いたり計画を立てたりする能力が記憶に依存しているのも当然のことになる。

覚えることと忘れること

そもそも記憶とは何だろうか？　私たちは自分の記憶が神経版の図書館あるいは写真アルバムのような感じで存在していると考えがちだ。特定の出来事――例えば結婚式や誕生日――を振り返りたいと思った時、私たちはその時のことがすべて収められている本やアルバムを取り出すのだと。だが、記憶はそのような仕組みになっていない。アメリカ国内における記憶研究の父とも言うべき存在の、カリフォルニア大学のジェームズ・マクガフ教授が話してくれたところによると、私たちの記憶はそれよりも網に近いものだという。大切な出来事の記憶を呼び出したいと思った時、私たちはその網を形成している何本もの糸を引っ張る。結婚式の映像は脳のある部分から、においは別の部分から、音は別の部分から、感情の記憶はまた別の部分から、という具合だ。より多くの糸、すなわちより多くの関連付けを持っていれば、記憶もより強くなる。

この論点を実証したある有名な実験において、被験者のひとつのグループは見覚えのない顔の写真とその人の名前を見せられた。もうひとつのグループは同じ顔の写真とその人の職業を見せられた。この実験では、それぞれの写真の名前と職業が同じだった。例えば、一方のグループで名前がBaker（ベイカー）となっていた人の写真には、もう一方のグループではbaker（パン屋）という職業が添えられていた。また、一方でPotter（ポッター）という名前の人だった写真は、もう一方ではpotter（陶芸家）となっていた。それぞれのグループの被験者がしばらくしてから再び写真を見せられ、名前を示してあったグループでは名前を、職業を示してあったグループでは職業を思い出すように言われた時、名前を正しく覚えている人よりも職業を正しく覚えている人の方が圧倒的に多かった。これは「Baker/baker 実験」として知られる。

ちょっとした知り合いと久し振りに再会した時、読者の皆さんもこのような経験をしたことがあるかもしれない。相手について多くのこと――職業、子供の人数、前回はどこで会ったか――を覚えているのに、名前だけは思い出せないのだ。それはなぜだろうか？

Baker/baker 実験で、ある人の名前がベイカーだということよりも職業がパン屋だということの方を被験者たちがよく覚えていたのは、職業の方が脳内でより多くの結びつきを形成するためだ。パンを焼いている時のにおい、パンを食べた時の味、パン屋で買い物をした時の経験。ベイカーという名前では、同じような強さを持つ結びつきの網ができない（もちろん、ベイカーという名前の知り合いがすでにいる場合は別だ）。ちょっとした知り合いの例や私たちの生活の多くの側面においても、同じような仕組みになっている。

実際のところ、私たちは毎日目にすることのほとんどを無視する。たいていの場合、そうした細かい情報は記憶に残りすらしない。日々平凡なことを見て、それを気にも留めない。私たちの脳は入ってくる情報を吸い取るスポンジではなく、そのほぼすべてを記憶にとどめることなく通過させるフィルターのようなものだと考えてもいいだろう。私の話が信じられないのであれば、一セント硬貨を思い浮かべてもらいたい。これまでにきっと一セント硬貨を一千回は見たことがあるはずだ。たぶん、もっと多いだろう。では、リンカーンの顔はどちら側を向いているか？

硬貨の表にはほかに何があるか？　Liberty（自由）と書いてあるか？　In God We Trust（我らは神を信じる）はどうか？　覚えていないのは一セント硬貨があまりにも普通の存在だからだ。あまりにも平凡。あまりにも忘れやすい。これは私たちが日々の暮らしで出会う何千もの取るに足らないことの一例にすぎない。もしすべてのことを覚えていたら、私たちはどうでもいい細かい情報に圧倒され、この世界でまともに機能できないだろう——実際にそういう人もいて、大変な思いをしている。私たちは経験の要点を抽出するプロだ。それが私たちの学び方なのだ。何色のシャツを着ていたのかとか、今日が何曜日なのかを覚えていなくても、子供の頃にハチに刺されたことや、初めて自転車に乗れた時のことは一生の記憶として残りやすい。

私たちの脳は変わったこと——普通ではないこと——を常に探していて、感情的な記憶は非感情的な記憶よりも強い。記憶というのは情報を保管し、必要な時にそれを取り出すという働きだ。簡単そうに聞こえるが、ショッピングモールや空港の駐車場で車をどこに停めたか、一度も忘れたことがないと言い切れる人がどれだけいるだろうか？　たいていの場合、私たちはそこまで注意を払っていなかったのだ。何かを忘れずにいるための最初のステップは、そのことをちゃんと意識するようにすることにある。

記憶力の「ワークアウト」

スコット・ハグウッドさんは四年連続で全米記憶力チャンピオンに輝いた。彼は飛行機でアトランタを訪れ、私に記憶術の例を教えてくれた。例えば、彼は会ったばかりの四人、もしくは六人、もしくは八人の名前を質問されることがしょっちゅうある。ハグウッドさんは常に上機嫌で名前を正しく答える。そのやり方はこうだ。誰かを紹介された時、彼はすでに知っている同じ名前の人のことを考え、さらに会ったばかりの相手の目につく身体的特徴をひとつ見つけようとする。そうすることで、名前を抽象的な存在以上のものにできる。ベイカーという名前の人に会ったら、彼は同じ名前の別の知り合いのことを考える。そして、視覚的な記憶を付け加えるためにその人を区別する身体的な特徴——逆毛があるとか、鼻が曲がっているとか——を見つけ出す。このような状況を思い出すハグウッドさんの記憶力は完璧だが、昔からずっとこの能力を身に付けていたわけではない。

ハグウッドさんによると、記憶力は筋肉のように鍛える必要があるということだ。彼の話はその好例に当たる。学校時代は成績が特によかったわけでもないし、生まれつき抜群の記憶力の持ち主だったわけでもない。化学工学の学位を取得してノックスビルにあるテネシー大学を卒業したが、決して傑出した学生ではなかった。大学時代は覚えることに苦労し、知識が不十分だと感じながら学業を終えた。「物置の中でいちばん切れ味の鋭い道具なんかじゃなかったよ」彼はそんな表現を好んで用いる。

ハグウッドさんは三十六歳の時に甲状腺がんと診断された。その時、化学療法の副作用のひとつに記憶を失うことがあると知る。彼は記憶力を鍛えることでそれに対抗しようと決心した。記憶力の向上に関する本を数多く執筆しているイギリス人のトニー・ブザン氏の著作を読み、トランプのカードを使って「ワークアウト」を始めることになる。ハグウッドさんは毎日四時間、記憶力を鍛えた。

がんが治ったハグウッドさんは二〇〇一年、全米記憶力選手権への出場を決意した。これは頭脳のオリンピックに相当する大会で、参加者は信じられないような長さの数列、名前、顔、詩、そのほかの記憶に関する難問を覚えるように要求される。ハグウッドさんは優勝し、その後も勝ち続けた。彼は出場した四回の全米記憶力選手権のすべてで優勝した。今では『記憶脳革命 奇跡の速効記憶術』（トランスワールドジャパン）という本も著している。

私は記憶に関するドキュメンタリー番組のために、ハグウッドさんと一時間にわたって話をした。彼は自分やほかの記憶力の「トップアスリート」が使う記憶術について、手短に説明してくれた。その方法とは、名前、数字、トランプのカードなど、覚えたいものを動くイメージ――経験――に変換し、それを心の中でバーチャルな家やよく知っている場所に当てはめるものだ。これはトランプのカードよりも動く映像の方がはるかに覚えやすいという理論に基づく。例えば、ハートの4はハグウッドさんにとってはウサギだ。

「ふわふわの毛を感じるし、ひげが動いているのも見える」ハグウッドさんは私に語った。「私たちの目は動きに合わせて訓練されている。心の目もそれと同じだ」頭の中でウサギのイメージを作り出すと、「ハートの4」という言葉、あるいはカードの絵を覚えようとするよりも、脳内にはるかに多くの結びつきができる。感情的な記憶は非感情的な記憶よりも強いことが研究から明らかになっているし、ウサギの方がトランプのカードよりも多くの感情を引き出すことは間違いない。

ハグウッドさんが記憶しようとしているトランプの一枚目のカードがハートの4ならば、彼は心の目でそのウサギをリビングルームの片隅に置く。次のカードはその隣の隅に置く。そのようにして家の中を順番に移動していけば、決してカードを飛ばすことはない。また、家の中での移動を逆向きにするだけで、最後のカードから逆の順番で思い出すこともできる。

ハグウッドさんは一組のカード計五十二枚を三分以下で、九組のカードならば一時間以内で、すべて順番に記憶できる。数字だけなら八百以上を一時間で覚えられる。ハグウッドさんがトランプのカードを記憶しているところを目の前で見ると驚かされる。私が二十六枚のカードを矢継ぎ早に見せると、彼はその順番を正しく答えた。次に私が同じことをやってみると、約十分で十枚を覚えることができた。悪くない数字だが、彼から教わった記憶術を使ってもなお、その結果に終わった。脳は筋肉と同じだと、ハグウッドさんは繰り返し語った。運動で体を鍛えるように、脳も鍛えるべきだ。記憶力のジムに通うつもりがある人なら、誰でも自分のような能力を手に入れることができる、彼はそう主張する。

興味深いことに、ハグウッドさんは私たちと同じように、生活の中の平凡なことの多くを忘れるという。車のキーをなくすといけないので、毎日家の中の同じ引き出しに入れるようにしているそうだ。完璧な記憶力を持つ人と一緒に暮らすのはどんな感じかと訊ねられると、妻は「そんな人は知らないからわからない」と答えるんだ、というジョークも教えてくれた。

ちなみに、大きな駐車場のどこに車を停めたか忘れないようにしたいのならば、場所を確認して心の中でイメージを作るといい。車を停めたのが5Bの一角だとしたら、車から巨大な手が突き出ていて、五本の指のそれぞれに大きなハチ（bee）が止まっている映像を思い浮かべるのがいいだろう。突拍子もないイメージほど記憶に残りやすい。

脳を守る

名前やそのほかの事実を覚えることは大切だが、脳の働きを良好な状態に保って記憶を維持することの方が、自分らしくあるために、そして高齢になっても良質な生活を送るためにははるかに重要だ。脳を良好な状態に保つためには何ができるだろうか？　結局のところ、精神的に楽しめるようでなければ、健康な体を持っていても役に立たない。年を取ると精神的に衰えるか、それとも衰えないかは、あらかじめ遺伝子で決まっているのだろうか？　アルツハイマー病の攻撃から脳を守るために何か自分たちで打つ手はあるのだろうか？

アルツハイマーという病名は、脳の研究に取り組んだドイツ人医師のアロイス・アルツハイマーに由来する。一九〇六年に南西ドイツ・エイリアニスト協会に向けて行った講演が、彼の名前をこの病気と結びつけることになった。エイリアニスト――精神鑑定医のかつての名称――の会合の場でアルツハイマー氏は、死亡してその脳が送られてきたある精神病患者の大脳皮質に見られた変わった病気について話をした。アウグステ・Dという五十代の女性患者は、記憶喪失、見当識障害、読み書きの困難、幻覚などに苦しんだ後、ミュンヘンの精神病院で亡くなった。アルツハイマー氏はその女性の大脳皮質が通常よりも薄いらしいということに気づいた。また、自らの名前を冠することになった病気の顕著な特徴についても述べている。脳の神経細胞間へのβアミロイド斑の蓄積と、神経細胞内での神経原線維変化の出現だ。一年後、アルツハイマー病のふたり目の患者がミュンヘンの大学精神病院に入院してきた。認知障害のある五十六歳のヨハン・Bという男性患者だった。

ほとんどの人は年を取ると脳内にある程度のβアミロイド斑ができるが、アルツハイマー病ではβアミロイド斑がまず、脳内の記憶をはじめとした認知機能を司る領域に生じる。イラストでは一般的に、これらの斑は脳細胞の間に綿ぼこりが挟まっているかのように描かれる。今では多くの研究者が、細胞間での斑の形成は有害なβアミロイドをニューロンに寄せつけまいとする脳による最終の抵抗だと考えている。また、斑そのものが害を及ぼすのではなく、本当の犯人はオリゴマーと呼ばれるものだという考えが優勢になっている。オリゴマーとは数個から十数個のβアミロイド蛋白質が集まった小さな塊のことだ。ノースウエスタン大学の研究者たちは、斑ではなくてこれらが脳内に潜む真の破壊者で、神経シナプスの重要な場所に付着してニューロン間の伝達を邪魔しているのかもしれないと示唆している。伝達ができなくなると、ニューロンは死ぬ。ある程度の数のニューロンが死ぬと、私たちの知能も低下する。

アルツハイマーがアウグステの脳内で目にした神経原線維変化は、神経細胞内部のねじれた蛋白質の糸だ。これらは健康な人の脳内には存在しない。このような神経原線維変化の大部分はタウ蛋白質から成り、アルツハイマー病の患者ではこのタウ蛋白質がニューロン内の組織から引き離された後に蓄積する。これらがすべて細胞間の誤った伝達をもたらし、最終的には細胞の死につながると考えられる。

アルツハイマー病の三つ目の生理学的特徴は、ニューロン間の結びつきの緩やかな消失で、これはアルツハイマー氏が気づいたことではない。ニューロンはやがて正しく機能できなくなり、死に至る。脳の複数の領域でニューロンが死ぬと、それらの部分が委縮する――これは体を動かせない人の筋肉と同じ状態だ。

遺伝的な要因は私たちの認知能力のうちの推定で四十から八十パーセントを左右するほか、アルツハイマー病になるリスクにも影響を及ぼす。一九九二年に研究者たちは、一般にAPOE遺伝子と呼ばれるアポリポプロテインE遺伝子のうちのある型が、アルツハイマー病のリスクに影響していることを発見した。APOE ε4遺伝子がリスクを高めているようなのだ。アルツハイマー病の患者の四十パーセントでこの遺伝子が見つかっているが、この遺伝子を持っていて病気を発症しない人も多い。逆の見方をすると、アルツハイマー病の患者の六十パーセントはこの遺伝子を持っていないとも言える。まれにしか見られないAPOE ε2遺伝子はアルツハイマー病への何らかの防御をもたらしていると考えられる一方、APOE ε3遺伝子はどちらとも言えないようだ。

FDAはアルツハイマー病の治療用に複数の薬を承認してきた。それらは誰にでも効果があるわけではない。薬の効き目がある人の場合でも、病気の進行を止めることはできず、数か月間から数年間、進行を遅らせるという程度の効果にとどまる。しかし、科学者たちは毎年のようにアルツハイマー病に関しての、および記憶がどのように形成されるのかに関しての理解で大きな進展を示していて、ショウジョウバエやマウスの記憶を大幅に向上させる化合物も生成させてきた。現在、製薬会社もこれらの突破口を足がかりにしてその成果を人間にも広げようと、懸命に取り組んでいる。

数十件の臨床試験が進行中で、アルツハイマー病や軽度の認知障害の治療を目的とした薬の安全性と効果を検証している。コレステロール値を下げるスタチンも研究が進められている薬のグループのひとつだ。臨床試験ではアルツハイマー病の進行を遅らせるうえである程度は有望だと見なされた。ただし、結果はまちまちで、医師たちはスタチンをアルツハイマー病の治療薬として推奨することに慎重な姿勢を見せており、より多くのデータが得られるのを待っている。そのデータは集まりつつある。

本書を執筆している時点で、複数の施設が関与するふたつの大規模な臨床試験が始まっていて、アルツハイマー病の予防用として二種類の異なるスタチンの効果を検証中だ。別の調査では、イブプロフェンなどの非ステロイド系消炎剤とアルツハイマー病のリスクの軽減との関連性が見つかった。閉経後の女性の骨の成長を促進するラロキシフェン（商品名エビスタ）も、アルツハイマー病のリスクの軽減との関連が指摘されている。骨粗しょう症の薬を服用している女性は、しばしばアルツハイマー病の前兆となる軽度の認知障害を発症するリスクが、プラセボ群と比べて三十三パーセント低くなった。とはいえ、いずれの薬の場合も、アルツハイマー病を予防する目的に限定して服用するのは時期尚早だろう。

これらすべての研究の究極の目的は、アルツハイマー病の予防、もしくはその進行を劇的に遅らせることにほかならない。これまでのところ、科学の力でそれは実現できていない。つまり、当面の間は、アルツハイマー病になる可能性を減らすようなやり方で生きるために、私たち自身ができることをやらなければならない。その病気の家族歴があるならば、リスクを高めるような行動に大いに注意を払いつつ、病気にかかる可能性を減らせる生活様式をできるだけ心がける必要がある。

その心がけを忘れるな

子供の頃からの生活様式は、アルツハイマー病にかかるリスクを大きくするか小さくするかに影響する。健康的な生き方を通じてアルツハイマー病の発症を遅らせるだけでも、十分に価値のある目標だと言える。もう一年もしくは二年、病気と無縁で過ごせれば、その分だけ人生を満喫できるのだから。私たちの目標を思い出してほしい。それは寿命を最大限に延ばし、精神的にも肉体的にもできるだけ長く健康な状態でいることだ。ちなみに、アルツハイマー病は私たちの生活の質に深刻な影響を与えるだけでなく、寿命を大幅に縮めることにもつながる。七十歳でアルツハイマー病になると、女性の余命は八年、男性では四・五年になる。同じ年齢でアルツハイマー病ではない人と比べると、女性の余命は半分、男性の場合は三分の一の年数になる。

ドクター・ゲイリー・スモールはカリフォルニア大学ロサンゼルス校（ＵＣＬＡ）医学部の老化を専門とする教授で、ＵＣＬＡの記憶老化研究センターの所長を務めるほか、健康な脳と強い記憶力を保つことに関する数冊の本を著している。スモール氏は精神的な健康と肉体的な健康はリンクしていると強く主張する。言い換えると、健康な肉体であれば健康な精神の持ち主だと言ってまず差し支えないということになる。スモール氏は運動すること、瞑想などの手段でストレスを軽減すること、刺激的な精神活動を行うこと、健康的な食事を取ることを支持する。彼が勧めるのは地中海料理で、魚、オリーブオイル、ナッツ類、野菜、新鮮な果物が、心臓病とアルツハイマー病のリスクを下げる。

「週に一度は魚を食べる、あるいは一日に十分間歩くだけでもいい。これから五年間、すべての人がそれを実践すれば、そして私たちの仮定が正しければ、アメリカ国内の患者数はたった五年間で百万人は減るはずだ」スモール氏は私のインタビューにそう話した。

サーモン、オヒョウ、サバ、イワシ、ニシンなどの冷水魚は、いずれもオメガ3脂肪酸のドコサヘキサエン酸（ＤＨＡ）を含む。ＤＨＡはいくつもの脳のプロセスに関与していて、その中には神経細胞の伝達に関連するものも多い。科学者たちは、ＤＨＡにはアルツハイマー病によって引き起こされる細胞のダメージから脳を守る働きがあると考えている。マウスの実験では、ＤＨＡはβアミロイドの生成、蓄積、毒性を防ぐ効果があるように思われた。

ＤＨＡが豊富な魚には水銀、ダイオキシン、ポリ塩化ビフェニル（ＰＣＢ）、そのほかの有害な金属も含まれることがあるので、食べすぎはかえって危険かもしれない。代わりに海藻から作られたオメガ3脂肪酸のサプリメントを取る方法がある。もうひとつの選択肢は、アマの種などのDHAが豊富な餌で育ったニワトリの卵を食べることだ。DHAを強化した卵は標準的な卵よりも値段が高いが、味は変わらないし、オメガ3脂肪酸の供給源にもなってくれる。

果物や野菜も手を貸してくれそうだ。一万三千人以上の高齢女性を十年以上追い続けたある研究によると、緑色の葉物野菜を最も多く食べた人たちは、食べる量が最も少なかった人たちと比べて認知機能の衰えが緩やかだった。ニンジンをはじめとする野菜や果物に含まれるビタミンC、ビタミンE、ベータカロテンも認知機能の衰えを防ぐ一方、ビタミンB12と葉酸の不足はリスクを高める可能性がある。一言注意しておくと、魚と同じように、ビタミンEの取りすぎは危険だ。

少量から適度のアルコール摂取はアルツハイマー病のリスクを下げる可能性がある一方、大量の摂取はリスクを高める。

研究者たちは、カレーを黄色にするスパイスのターメリックに含まれる主な化学物質が、アルツハイマー病を予防する食事として貴重な手段になるのではないかと調べている。ターメリックは何千年も前から抗炎症剤として使用されていて、アルツハイマー病に伴う神経変性の過程では脳内に炎症が生じる。そのため、抗炎症性を持つ物質は効果があるのではないかと考えるのは理にかなっている。マウスを使用した実験では、ターメリックに含まれるクルクミンという黄色の色素が、アルツハイマー病の一因となるβアミロイド斑の蓄積を抑える可能性が示された。人間での臨床試験も進行中だ。ターメリックは非常に長い間、食べ物に使用されているので（十三世紀にマルコ・ポーロがアジアを訪れた時にはすでに一般的だった）、研究所で生成された化合物を用いた臨床試験と比べると、副作用の不安は少ない。研究者たちがクルクミンに目を向けるようになったきっかけは、インドの人たちの間でアルツハイマー病、心臓病、複数のがんの発症率が低いと気づいたことだった。インド人が欧米の国々に移り住み、伝統的な食生活から離れると、低い発症率は見られなくなった。このことは、インド人がこれらの疾患から守られているのは遺伝子のおかげではないことを示唆している。

イチョウが持つ脳の働きを高める力についてはいろいろな話があるが、大いにもてはやされているサプリメントに私たちの知能を向上させたり、あるいはアルツハイマー病を予防したりする大きな効果があるとの証拠はほとんどない。

脳の健康を維持したいのであれば、健康的な食べ物を摂取することに加えて、避けるべき食べ物も数多くあると考えられる。例としては、揚げ物や加工された焼き菓子類、一部のマーガリンに含まれるトランス脂肪酸、肉や全脂肪乳製品に含まれる飽和脂肪酸、人工甘味料、砂糖などがある。喫煙も認知症のリスクを高める。

専門家からのアドバイス

アメリカ・アルツハイマー病協会は、鬱病を治療することや、禁煙、血圧のコントロール、コレステロール値の引き下げ、減量によって高血圧、糖尿病、心臓病を抑えることで、認知症のリスク要因を減らすよう推奨している。

脂肪、特に飽和脂肪酸とトランス脂肪酸を多く含む食事は、アルツハイマー病や高齢者に見られるそのほかの認知機能障害との関連が指摘されている。高脂肪の食事に加えて多くの銅を摂取すると、アルツハイマー病のリスクは急増する。

六十五歳以上のシカゴ市民を対象としたある研究では、高脂肪で銅も多く含む食事は、認知機能のテストの結果、わずか六年間で十九年分の精神的な老化をもたらすことがわかった。興味深いことに、銅を多く含むものの脂肪は多く含まない食事の場合は、調査期間中に平均よりも高い精神的な衰えを示さなかった。

気になっている人のために記しておくと、レバーなどの内臓肉や甲殻類には最も多く銅が含まれている。銅を多く含む食事としてはほかに、ナッツ類、種、レンズ豆、全粒穀物、チョコレート、一部の果物がある。銅の一日当たりの推奨摂取量は〇・九ミリグラム。一オンス（約二十八グラム）のレバーには四ミリグラムの銅が含まれる。ロブスターの尾に含まれる量は一・三ミリグラム。ローストしたピーナッツを六オンス（約百五十グラム）食べれば、ちょうど一日当たりの推奨摂取量の〇・九ミリグラムになる。

アルツハイマー病や認知症になるリスクを下げる生活様式を取り入れたいと思うなら、運動することだ。『Archives of Internal Medicine』誌に発表された最近の研究によると、週に少なくとも三回の運動をしている年配の人は、あまり活動的ではない人と比べてかなり認知症になりにくいということだ。効果があると思われる運動の種類として名前があがっていたのは、ウォーキング、ハイキング、サイクリング、エアロビクス、ウエイトトレーニングだった。研究では運動が認知症を予防するとは示されていなかったが、運動している人は認知症を発症する率が三分の一ほど減るとされていた。逆の見方をすれば、体の調子がよくない人は認知症やアルツハイマー病のリスクが高いということになるかもしれない。

余暇活動にもアルツハイマー病のリスクを下げる役割があるようで、その理由としては知的および社会的な刺激を得られることが考えられる。沖縄県民の話を覚えているだろうか？　ガーデニングなどの余暇活動を楽しみ、かなりの高齢になっても家族や近所の人たちとの付き合いが続く強い社会的ネットワークがある沖縄の高齢者の間では、アルツハイマー病が非常に少ない。

より長く教育を受けることも、中年以降の精神機能と関連がある。アメリカでは、大卒の人は高卒の人よりもアルツハイマー病になりにくいという報告もある。

また、頭を使う仕事をしている人はアルツハイマー病になりにくいようだ。仕事はデータ、人、ものを相手にする作業の複雑性などの基準で評価された。データを相手にする作業の複雑性は、コンピューター処理や分析などの精神的な負荷が大きい活動に関わる仕事かどうかを考慮する。人を相手にする作業の複雑性は、交渉や監督など仕事上の難しい人間関係に関わる仕事かどうかを判断する。ものを相手にする作業の複雑性は、製品を扱う、機械を操作するなどの正確さを求められることに関わる仕事かどうかを見る。

ロス・アンデル氏はジェームズ・モーティマー氏とともにタンパの南フロリダ大学で、スウェーデン双子登録制度のデータを使って研究を実施した。継続中のスウェーデンの調査に登録されている一万組以上の双子の中から、アンデル氏とモーティマー氏は作業の複雑性という観点から見て異なる職業に就いていて、一方だけが認知症を発症した同性の双子二十二組を見つけ出した。そのうちの二十一例では、認知症を発症したのは双子のうちのより複雑ではない仕事に就いている方だった。アンデル氏によると、人を相手にするスキルが要求される複雑な作業に携わる人は、認知症になる将来のリスクが比較的低いらしい。

アルツハイマー病のリスクがより高くなるような生活環境も存在していて、その大部分は余計なストレスがかかるせいだと考えられる。生涯未婚の場合、ひとり親の家庭で育った場合、もしくは自分の上に三人以上のきょうだいがいる場合には、アルツハイマー病のリスクがより高くなるというデータがある。幼少期あるいは十代に身体的もしくは精神的な虐待を受けたり、片方の親を亡くしたりした場合も、リスクは高い方に傾くようだ。

フランスのある研究では、結婚している人が八十代半ばおよびそれ以降になってアルツハイマー病にかかる率は、配偶者と死別した人、離婚した人、未婚の人と比べて大幅に少なくなる。都会ではなく郊外で育つことも、アルツハイマー病のリスクが低いことと関連がある。

アルツハイマー病との生化学的な関連を調べる科学者たちは、いくつもの可能性を検証してきた。アミノ酸ホモシステインの高い値は、アルツハイマー病の発症のリスクがより高いことと関連があるとわかった。ホモシステインは心臓病との関連も指摘されている。アミノ酸の値は葉酸とビタミンB６、ビタミンB12で減らせる。また、アルツハイマー病と、高血圧など脳卒中のリスク要因との関連も、中年以上では見られる。研究者たちはアルツハイマー病と糖尿病との関連の可能性も調査中だ。糖尿病はアルツハイマー病を含む複数の認知症の発症率の高さと関連がある。年配の司祭、修道女、修道士を対象とした大人数の研究では、糖尿病患者はアルツハイマー病になる可能性が一・六五倍になるとわかった。このふたつの疾患には生化学的な関連もある。アルツハイマー病では脳内にアミロイド蛋白質が蓄積する。二型糖尿病では膵臓《すいぞう》内に別の種類のアミロイド蛋白質が蓄積する。

頭の体操

最新の研究では、食事と体を動かすこと以外にも、この恐ろしい病気の発症を少なくとも大幅に遅らせる可能性を高めるためにできそうなことがあるとわかった。それは脳を鍛えることだ。これはそれほど意外な話ではない。「脳は使わないとだめになる」という言葉は、きっと誰もが聞いたことはあるはずだ。

スモール氏は記憶フィットネス研究所という民間企業の医長を務めている。この研究所は高齢者の脳に刺激を与える目的の「脳のブートキャンプ」に着手している。運動、食事の改善、ストレスの軽減に加えて、参加者たちは単語ゲームなどの頭の体操を行う。例えば、利き手ではない方の手で文字を書く、リストに記された単語をつなげて面白い話を作りながら暗記する、などだ。

二週間に及ぶ脳のブートキャンプの立ち上げ実験の初日、スモール氏とＵＣＬＡの同僚たちは十七人の参加者の脳の血流を測定する陽電子放出断層撮影（ＰＥＴ）検査を行った。最終日の十四日目に研究者たちは再び脳をスキャンした。それによると、記憶などの認知機能と関連のある脳の領域の代謝の減少が明らかになったのだ。スモール氏は私とのインタビューで、このことは被験者たちがたった二週間で脳をより効率的に使えるようになったのを示すものだと語った。また、被験者たちは記憶力がよくなり、テストの結果が向上したこともわかった。これが非常に短い期間での非常に小規模な研究なのは否めないが、大規模でより広い地域住民を対象にした複数の研究からも、教育と精神的に刺激のある生活は、加齢による精神的な衰えから私たちを守ってくれることが繰り返し示されている。

学歴が高い人は、アルツハイマー病が生理学的により進行してからでないと症状が表に出ないという。脳が何らかの形でダメージを相殺できるらしく、その理由としては脳内のもともとの結びつきがより強い、もしくは損傷した領域を迂回する代わりの道筋を脳が持っているためだと考えられる。

検死の結果もこうした臨床的観察を裏付ける。シカゴのラッシュ大学医療センター内のアルツハイマー病センターの研究者たちは、四十の宗教団体のメンバーを対象にした研究を通じて、より正規の教育を受けている人の方が、脳組織内のより多くの斑の蓄積に持ちこたえられることを突き止めた。

PET検査の調査からも同じことがわかった。アルツハイマー病による損傷で脳内の血流が減る。脳のダメージが深刻であればあるほど、血流は少なくなる。症状もそれに比例して悪化することは予想がつくだろうし、多くのアルツハイマー病の患者でも実際にそうなる。ところが、学歴等が高い患者がアルツハイマー病を発症した場合、症状がかなり軽い。読書、旅行、散歩、ガーデニング、トランプなどの日常の活動も、アルツハイマー病にうまく対処できる脳を作るうえで役立っているようだ。

研究者たちは読書、旅行、散歩、ガーデニング、トランプなどの日常の活動にうまく対処できる脳の能力をヒントに、認知的予備力という仮説の着想を得た。認知的予備力を持つ人には追加の能力があり、それを使い切るまでは症状が表れないという考え方だ。認知的予備力を持っている人は、それを持っていない人と比べて脳のネットワークがより効率的、もしくはより柔軟、もしくはその両方が当てはまるため、精神機能の衰えが表面化するまでにより多くの脳のダメージに耐えることができる。すべての人がこの説に賛同しているわけではないが、支持者たちは生涯を通じて脳をよく使ってきた人の方がより守られていることを示す多くの証拠を指摘する。

証拠はほぼすべてのタイプの精神活動および社会活動が有効で、より多くの活動に携わればその分だけいい効果があると示している。アルツハイマー病の症状を回避する、もしくはアルツハイマー病と関連した脳の損傷を相殺するという観点から、ある特定の精神活動がほかのものよりも優れているかどうかに関しては、研究者たちの結論はまだ出ていない。

アルツハイマー病の研究が十分な域に達していないから信用できないという人は、次のことを考えるといい。認知的予備力にはアルツハイマー病を防ぐ以上のことができるらしい。外傷性脳損傷を負った患者にも好影響があるようなのだ。スタンフォード大学の学際的脳科学研究センターのシェリ・R・ケスラー氏は、外傷性脳損傷の患者二十五人の磁気共鳴画像法（MRI）検査を見てきた。ケスラー氏とスタンフォード大学およびブリガム・ヤング大学の同僚たちは、負傷の程度にかかわらず、脳の大きさと教育が負傷後のIQの予測材料として有効なことを発見した。つまり、教養があればあるほど、脳の負傷の影響が及びにくいということなのだ。

ケスラー氏によると、頭を使うことが増えるとその分だけ神経可塑性も増えるという。神経可塑性とは脳が変化する能力を指す。神経可塑性は若い人ほど大きい。子供が外国語を習得する速さに驚いたことのある人ならよくわかるはずだ。ただし、ケスラー氏は神経可塑性がなくなることはないと言う。老犬にも新しい芸を教えることができる。少しばかり余計に時間がかかるだけだ。

これを読んでいるあなたが「老犬」ならば、新しい芸を継続的に学ぼうと試みるべきだ。新しいことで頭に挑戦しよう。楽器を習う。言語を学ぶ。本を読む。単語ゲームや数字パズルをする。学ぶことで私たちの脳内のニューロンの形、大きさ、数が実際に変化する。学べば学ぶほど、脳は将来受けるダメージからの防御を固めることができる。

「いつだって学ぶことができる」ケスラー氏は言う。「学べば学ぶほど、あなたが持つことになる予備力も大きくなる」ここまではうれしい情報だ。あまりうれしくない情報は、彼女によると、私たちは異なる形で常に新しいことに挑戦し続けなければならないという点だ。毎日同じ種類の頭の体操をするのではだめだ。様々な言語的な問題や視空間的な問題に取り組まなければならない。地元の新聞に載っているクロスワードパズルをマスターしたら、数独をやってみよう。あるレベルの難易度をマスターしたら、もうひとつ上のレベルをやってみよう。

「自分の力を試すこと。より難しい課題に進むこと」ケスラー氏はアドバイスを送る。「あることが上手になったら、あまり上手でないことに挑戦したくなるはず」

記憶力チャンピオンのスコット・ハグウッドさんが話していたたとえを思い出してほしい。彼は頭を鍛えることが体を鍛えるのと同じだと言っていた。ジムに通う人は毎日ベンチプレスだけをするわけではないだろうし、毎日同じ重さのウエイトを持ち上げるわけでもないはずだ。いくつもの違うマシンを使うはずだし、真剣に取り組んでいればより重いウエイトを持ち上げられるようになる。脳の場合でもそれと同じように力をつけたいと思うはずだ。脳を毎日必ず鍛えること——それも新しくて、やりがいの持てるやり方で。長寿を目指すならば、体と同じように頭の切れと機能も維持しなければならない。年を取ったのだから昔のことや今のことを忘れても仕方がないという話ではない。

ドクター・グプタからのメッセージ

✓いろいろな方法で脳を鍛えよう。難しくてなかなか解けない問題を探すこと。自分の力を試せば試すほどいい。
✓体を鍛えよう。体を鍛えることは脳にもいい影響がある。
✓人付き合いを続け、活発な議論を楽しもう。
✓たとえ老いたとしても、新しいことを学ぼう——学べば学ぶほど、脳は守られる。
✓魚油、ビタミンEとB、葉酸などの「脳にいい食べ物」を十分に摂取することを心がける。
✓食事にスパイスのターメリックを加えること。アルツハイマー病を防げるかもしれない。

第六章　野獣を手なずける

一九七一年、リチャード・ニクソン大統領は一般教書演説でがんに対して宣戦布告した。大統領はアメリカの研究者たちに対して、第二次世界大戦中のマンハッタン・プロジェクトや一九六〇年代の月面着陸競争に匹敵する熱意を持って、この悩ましい問題に取り組むように求めた。大統領の主導で議会は、アメリカが建国二百年を祝う一九七六年までにがんを駆逐するように求めるがん対策法を可決した。

がんになったことのある人なら誰もが知っているように、時に非情なこの病気は建国二百年祭までに根絶されることはなかったし、今もその根絶が間近に迫っているとは思えない。何百万ドルもの研究資金が引き続きつぎ込まれているにもかかわらず、そして優秀な頭脳の持ち主たちが問題に取り組んでいるにもかかわらず、そして世界中の研究者たちが心血を注いでいるにもかかわらず、現代医学はこの病気の制圧を果たせていない。分裂して暴走する細胞を止めるためのスイッチを発見できずにいるのだ。

がんは依然として多くの人を苦しめていて、毎年百二十万人のアメリカ人ががんになり、五十万人以上が亡くなっている（アメリカ疾病予防管理センターによると、二〇一九年のアメリカの新規患者数は百七十五万人、死者数は六十万人）。一日に約千五百人ががんで命を落としている計算になる。しかも、アメリカ国立がん研究所によると、がんの種類によっては発症率が増加傾向にある。女性の乳がん、男性の前立腺がんと精巣がんのほか、悪性黒色腫、甲状腺がん、腎臓がん、食道がんが増えている。

　がんが依然として死をもたらす病気なのは変わりないが、がんの研究者たちが何の成果もあげてこなかったと指摘するのは誤りだ。決してそんなことはない。研究を通じて、患者たちが「野獣」と呼ぶこの病気を手なずけるための多くの巧妙な方法が発見されてきた。幅広い種類のがんの治療において、いくつもの大きな進展が見られた。すべてのがんを合計した死亡率は一九九〇年から減り始め、その後も毎年一パーセントずつ減少を続けている。種類によっては今では慢性疾患に近いやり方で治療されているがんもあり、かつては死に至るとされていた小児がんの多くも、現在では治癒するようになっている。例えば、若い男性の精巣がんの治癒率は、ニクソン大統領ががんとの戦争を宣言した時には五パーセントだった。今では八十パーセントに達している。すべてのがんで見ると、五年生存率はニクソン大統領の在任中の五十パーセントから六十五パーセント以上に上昇した。前立腺がん、乳がん、肺がん、大腸がんという最も一般的な四つのがんで死亡率が減少している。

　アメリカ国内でがんを克服した人は、今では一千万人以上を数える（アメリカ国立がん研究所によると、二〇二二年一月時点での数字は千八百十万人）。三十人にひとり以上のアメリカ人が「野獣をてなずけた」計算になり、これは目覚ましい数字だ。

　その一方で、進展はもどかしいまでにゆっくりとしている。

　ここまでに述べたのは無味乾燥な事実で、そうした統計上の数字は、がんの診断が患者のみならずその家族にも与える非常に現実的で人間的な心の傷や苦悩を十分に反映しているものではない。

もはや死刑宣告ではない

脳神経外科医として、私は最も悪性のがんのひとつとされる膠芽腫《こうがしゅ》を目にする機会がある。これは非常に悪性の脳腫瘍で、毎年七千人のアメリカ人がかかる。膠芽腫患者の五年生存率は三パーセントだ。こうした患者にとって、脳外科手術は第一歩にすぎない。手術後に放射線療法と化学療法を伴うことがしばしばだ。診断を聞いた瞬間から、このがんの患者――およびその家族――の将来像は一変する。退職後には何をしようかといった長期的な計画を立てる代わりに、今年は何をしたいか、今は何をしたいのかに焦点が移る。がんはしばしば、人々に驚くような勇気をもたらす。人生の目的が明確になることもある。がんを克服した人たちから、がんにかかったことが結果的には災い転じて福となしたという話を聞いたことさえある。優先順位を考え直し、人生により多くの意味と喜びをもたらすきっかけになったというのがその理由だ。もちろん、自ら進んでがんにかかろうと思う人はいない。がん患者の治療計画はきついものだし、決して結果が保証されているわけでもない。

二〇〇五年、私はがんを題材にして賞を受賞したドキュメンタリー番組『Taming the Beast』の制作のため、テキサス州ヒューストンにある国内有数のがん専門病院のMDアンダーソンがんセンターを訪れた。ＭＤアンダーソンでは国内のほかのどの施設よりも多くの臨床試験が実施されている。そこで長い時間を過ごすまでもなく、がんが平等主義者だということは理解できる。がんはお金持ちも貧しい人も、黒人も白人も、男性も女性も子供も襲う。がんと無縁でいられる人はいない。医者でさえも。

ドクター・サミュエル・ハッセンブッシュ三世はＭＤアンダーソンの脳神経外科医で、慢性痛の治療の世界的な権威だ。医学士に加えて博士号を取得していて、これまで学術誌に百本以上の論文を発表している。本書を執筆している時点では、テキサス脳神経外科医協会の次期会長になることが決まっている。彼はテキサス州生まれの五十一歳、カウボーイブーツをはくこととバイクに乗ることが好きで、自らの人生をしっかりとコントロールしながら生きてきた。だが、二〇〇五年五月、彼の人生は慣れない道に迷い込む。彼はコントロールを失い始めた。その始まりは頭痛だった。右のこめかみがずきずきと痛むようになったのだ。アセトアミノフェンを服用すると、しばらくは頭痛が和らいだ。だが、痛みはぶり返した。最初、彼は耳に問題があるのではないかと疑った。夜に歯ぎしりをするせいかもしれないとも思った。やがて不安を覚え始めた。がんの専門医が、自分はがんなのではないかと心配になったのだ。ハッセンブッシュ氏は自らの不安が豊かな想像力の産物で、一日中がん患者と身近に接しているためだと判断した。そのため、彼はコントロールを取り戻そうと思った。自分が心気症だということを確認するため、別の病院の頭頸部外科を受診し、ＭＲＩを撮影してもらった。どういうわけか、撮影した写真のうちの一枚がライトボックスに残されたままになっていた。ハッセンブッシュ氏はそれを最初に見たうちのひとりだった。彼が目にしたのは最悪の悪夢だった。

「一目瞭然だった。典型的な膠芽腫だったよ」ハッセンブッシュ氏は回想する。それに続いて、彼は写真に付けられていた名前を確認した。そこにあったのは自分の名前だった。彼は自分の目が信じられなかった。膠芽腫の手術を担当する脳神経外科医本人が膠芽腫にかかる可能性など、どれだけあるというのだろうか？　これがテレビ向けの映画の内容だったら、批評家たちからありえないとして酷評されるはずだ。ハッセンブッシュ氏は自分が夢を見ているのだと思った——そして、早く目覚めたいとも。

「それを見た時、目をこすったり頰をつねったりしたよ。不思議な夢を見ているような感覚だった。現実とは思えなかった」ハッセンブッシュ氏は言う。残念ながら、それは紛れもない事実だった。ドクター・サミュエル・ハッセンブッシュ三世は、ほんの一瞬の間に医師から患者になった。そればかりか、膠芽腫の患者に手術を執刀する脳神経外科医から、手術が必要な膠芽腫の患者になってしまったのだ。

がんにかかっていると知る前に準備できることなどないし、膠芽腫のような悪性のがんならばなおさらだ。一日中がん患者と身近に接する医師のハッセンブッシュ氏も驚愕した。中学校二年生の時から一度も病欠したことのなかった医師が、手術と不確かな未来に備えなければならなくなったのだ。

「それに続く一年間の自分の人生が目の前をよぎった」彼は思い返す。「私は生活のためにそうした手術を手がけてきた」ハッセンブッシュ氏は膠芽腫の患者に三十回の手術を執刀してきた。

リスクを承知しているし、手術で腫瘍をすべて摘出できる可能性が少ないこともわかっている。ハッセンブッシュ氏は当時のことを振り返って、診断を受けて最もつらかったのは友人に伝えることだったという。

「相当なショックだった」ハッセンブッシュ氏は言う。「興味深いことに、相手の目には『自分だったらどうするだろう?』という思いが浮かんでいた。できることといったら、選んだカードをできるだけ有効に使うことくらいだろう」多くの患者の場合と同じように、がんによってハッセンブッシュ氏は神にすがるようになった。本人の言葉によると、新たな信仰心がその後の困難な数か月間において役に立ったとのことだ。

手術後に自分の名前、曜日、大統領の名前を訊ねられることがわかっていたので、ハッセンブッシュ氏は自宅の中のあちこちに付箋を貼った。コントロールを取り戻したかったのだ。また、手術の日時、執刀する外科医、器械出し看護士、外回り看護士、麻酔医を自分で選んだ。外科医は側頭葉切除術を行った。ハッセンブッシュ氏にとって幸運なことに、腫瘍は非優位半球の前部に位置していた。脳神経外科の世界において、これは少なくともある程度はいい知らせに相当する。こうした腫瘍とその摘出は言語と視覚に大きな影響を及ぼすおそれがあるのだが、ハッセンブッシュ氏の腫瘍はそのような影響が起こりにくい場所にあった。とはいえ、膠芽腫は灰色をしていて、問題のない脳のほかの部分との見分けがつきにくい。また、しばしばゴムのような触手状のもので周囲の脳組織に侵入して破壊する。全摘するのが最も困難な腫瘍なのだ。ハッセンブッシュ氏は手術を順調に終え、わずか四日後には仕事に復帰して会議に出席した。一週間後には同僚とともに疼痛患者の手術を執刀した。

　手術後、ハッセンブッシュ氏はワクチン療法と化学療法を並行して受け、労働時間を半分に減らして仕事に復帰した。彼によると、自身の経験から患者に対してもっと親身になることを学んだという。がんと診断される以前から、ハッセンブッシュ氏は本人の言葉によると「保守派」で、患者の話を聞くことに時間を割いていた。今では検査を実施したらできるだけ早く患者に結果を伝え、日程の調整もできる限り患者の都合に合わせるように努めているそうだ。そして、患者の言葉や彼らが経験していることにはそれまで以上に耳を傾けるようにしているという。医師としては、薬や治療についての話が中心だ。患者としての経験から、病気と向き合う姿勢や目標の設定についても話をする。

　彼は今でも毎月、化学療法とワクチン療法を受けていて、少なくとも二十四か月が経過するまで続けるつもりだという。先頃ＭＲＩを受けたところ、腫瘍の兆候はなかった。怪しいものは何も見つからなかった。また、がんの研究のための募金で五キロのロードレースを走り、別の募金のイベントとして六百台が集まったオートバイラリーではグランドマーシャルを務めた。ハッセンブッシュ氏の頭痛が始まったのはちょうど一年前、同じロードレースの直後だった。手術後の彼の目標は、再びそのレースに参加できるまでに回復することだった。

「総合的に考えてみると、素晴らしい一年だった」ハッセンブッシュ氏は語る。ニクソン大統領ががんに対して宣戦布告してから長い時間が経過し、ハッセンブッシュ氏は戦況が医学側に優位になっていると考える。

「私たちは戦争での勝利が見え始めている」彼は言う。「長い戦いだった。つらい戦いだった」

遺伝子と染色体を解明しようという懸命の努力が報われようとしている、そうハッセンブッシュ氏は語る。がんと診断される前、彼は医療問題に関わる議会関係者を相手にワシントンで講演を行った。講演用に準備したのは何らかの形でがんの発生と増殖に関与していることが判明しているすべての酵素のリストで、それは世界各地にある何百もの研究所の何千人もの研究者による長年の成果だった。途方もないリストだった。そのような忍耐強い、しばしば思うように進まない研究のすべてから生まれた知識の塊により、多くのがんの化学経路をたどれるようになった。このような増大した知識は医師たちに対してがんのより深い理解を提供するだけでなく、がんと闘うための新たなより優れた手段を与えている（残念ながらハッセンブッシュ氏はその後亡くなった）。

新しい治療法

医師たちは現在、多くのがんに対して化学療法の代わりに、もしくは化学療法と並行して、分子標的治療法を使用できる。これはがん特有の化学経路を攻撃するもので、がんが持つ分裂・増殖する能力を遮断する。周辺の細胞への巻き添え被害を最小限にとどめつつ、がんの拡散を阻止する「スマート爆弾」なのだ。伝統的な化学療法はより無差別で、急速に分裂する細胞――がん細胞――を破壊するが、小腸上皮や骨髄などのほかの細胞にも危害が及びかねない。

一九九七年、リンパ腫を治療するためのリツキシマブ（商品名リツキサン）が、販売された分子標的治療薬の第一号となった。その後、乳がん用、結腸がん用などの治療薬が続いた。ほかの多くのがんの治療用として、いくつもの分子標的治療薬の臨床試験が進められている。

「どれもホームラン級の薬だ」ハッセンブッシュ氏は語る。ただし、膠芽腫の分子標的治療法はまだ確立していない。

多くのがん患者の生活の質は向上したが、がんの診断を受けた後の生活の長さは、ニクソン大統領によるがんに対する宣戦布告当時とほぼ同じという場合もある。

私たちはがんになる可能性を完全に排除することはできず、年を取るにつれてその可能性は高くなる。ただし、リスクを最小限にするための対策を講じることはできる。

リスクを回避する

ハーバード公衆衛生大学院などの機関による最近の推計によると、全世界のがんによる死亡例の三分の一は、コントロールが可能な九つのリスク要因が原因とされる。権威あるイギリスの医学誌『The Lancet』に発表された研究によると、喫煙者と飲酒をする人は自らをがんの最大のリスクにさらしているということだ。それ以外のがんのリスク要因として、肥満、運動不足、野菜と果物が極端に少ない食事、安全ではない性交渉、都市の大気汚染、家庭燃料から屋内に放出される煙、医療現場での汚染された注射があげられる。

これらが世界共通の最も大きなリスク要因だ。ここアメリカでは幸運なことに、屋内での調理用の火から出る煙と汚染された注射という二例は極めてまれだ。また、パップテストによる子宮頸がん検査のおかげで、安全ではない性交渉によるがんのリスクもアメリカでは大幅に下がった。このリスクはヒトパピローマウイルス（ＨＰＶ）を通じて広がり、ＨＰＶは子宮頸がんのほぼすべてのケースで原因となっている。その一方で、先進国に暮らす我々は、肥満、運動不足、果物と野菜を含まない食事、飲酒、喫煙という罪を抱えている。

アメリカがん協会が二〇〇六年に実施したがんのリスクと予防に関する調査から、生活様式を変えればアメリカ国内のがんによる死者数の半分を予防できるという結論が出た。よく考えてほしい。すべてのがんによる死者の半数を防げるのだ。具体的な数字で示すと年間二十五万人以上になる。がんにかかった人に落ち度があるというわけではない。がんの犠牲者たちを悪く言うつもりはない。けれども、がんになるリスクを減らせるのであれば、誰もがそうしたいと思うはずだ。

コントロールが可能な九つのがんのリスク

一　喫煙
二　飲酒
三　肥満

四　運動不足
五　果物と野菜が極端に少ない食事
六　安全ではない性交渉
七　都会の大気汚染
八　家庭燃料から屋内に放出される煙
九　医療現場での汚染された注射

がんによる死亡リスクを大幅に増やすおそれがある生活様式の選択リストの頂点に君臨するのが喫煙だ。タバコの煙には六十種類以上の発がん性物質が含まれていて、アメリカがん協会の推定では喫煙が原因となったがんの死者数は二〇〇六年の数字で十七万人以上にのぼった。喫煙は多くの種類のがんのリスクを高め、がんの全死者数の原因の約三分の一を占める。肺がん以外にも、口腔がん、食道がん、胃がん、膵臓がん、膀胱《ぼうこう》がんなどとも関連がある。

喫煙はがんを引き起こすおそれがあることは周知の事実にもかかわらず、成人の五人にひとりはタバコを吸う。それでも、公共サービスの継続的なキャンペーンやより高い税金などをはじめとする取り組みで、アメリカ国内のタバコの使用は減少している。現在、人口ひとり当たりのタバコ消費は第二次世界大戦の開始時以降では最低の値だ。ついでに記しておくと、一大タバコ生産地のケンタッキー州は成人の喫煙者の割合が最も高くて二十六・七パーセント、最も低いのはユタ州で十・五パーセントだ。

あなたが喫煙者だとしても、この本を投げ捨ててあきらめる必要はない。今から禁煙しても喫煙によるリスクのほとんどを排除できる。事実、禁煙に成功した人はタバコを吸い続けている人よりもかなり長生きすると見込まれる。どれくらい長生きできるのだろうか？　ある研究によると、三十歳で禁煙した人は吸い続けた人よりも十年長生きできるという。同じ研究では、たとえ禁煙したのが六十歳だとしても、余命が三年多くなるそうだ。

タバコに恐ろしい常習性があるのは確かだが、禁煙したいと思う喫煙者のために多くの効果的な治療法があり、複数の研究によるとほとんどの喫煙者が禁煙したいと思っている。例として、パッチやガムなどのニコチン代替品、カウンセリング、行動療法、薬がある。喫煙治療の費用をカバーする保険制度もあるほか、ほとんどの州が喫煙したいと思っている人のための電話相談サービスを実施している。一般的にこうした方法のいくつかを同時に使用すると、禁煙に最も効果がある。

そもそも禁煙するべきかどうかに疑問を抱いているならば、がんの苦痛や不安を回避する可能性が高まることを考えてみよう。それでもまだ決心がつかないならば、家族や愛する人たちとより長い年数を一緒に過ごせる可能性を考えてみよう。

非喫煙者の場合、特に喫煙者と一緒に暮らしている人は、受動喫煙ががんのリスクになりうる。タバコの副流煙を吸い込むと、程度こそ低いものの喫煙と同じリスクにさらされる。総じて副流煙による影響は、公共の場所での禁煙が広まったおかげで年々減り続けている。それでもやはり、がんのリスクを減らしたいのであれば受動喫煙を避けるべきだ。

事実と都市伝説

私たちが日々使用したり消費したりしている製品の多くは、テフロンから牛肉まで、携帯電話から人工甘味料まで、プラスチックから牛乳に含まれるホルモンまで、がんのリスクの可能性が指摘されている。ここで少し時間を割いて、科学において絶対に確実なことはほとんどないということ――私たちの複雑な生活の中で環境要因が持っている影響を突き止めようとする際には特にそのことが当てはまる――を念頭に置きながら、事実と都市伝説の仕分けをしたいと思う。

ウシ成長ホルモン

アメリカ国内のほとんどの乳牛はミルクの量を増やす目的で人工的なウシ成長ホルモン（BGH）を注射されている。酪農業者、FDA、成長ホルモンを製造するモンサント社は、ホルモンの注射にはいかなる健康上のリスクも存在しないと説明する。一方、批判する人たちは、ウシソマトトロピン（BST）とも呼ばれるBGHはホルモンに関連したがんのリスクを高める、もしくは結腸がん、乳がん、前立腺がんとの関連が指摘されるインスリン様成長因子（IGF-1）の値を上昇させると主張する。がんへの不安から、値段がかなり高い有機牛乳の消費が増大している。

人工的な成長ホルモンを投与された牛からの牛乳を飲むことにはどうしても不安を覚えてしまうが、ＢＧＨに対する懸念はほぼ根拠がないようだ。ＦＤＡはモンサント社に対して、ＢＧＨが消化されるか、もしくは吸収されるかを検証するように要請した。吸収される場合はより危険度が高まる。結果はどうだったかというと、二十八日間にわたって多量のＢＧＨを与えられたラットには、ホルモンを吸収した兆候がまったく見られなかった。また、たとえＢＧＨを投与された牛のＩＧＦ‐１の値が少し高く、それによって牛乳を飲んだ人のＩＧＦ‐１の値が少し高くなったところで、その変化は私たちの体が自然に生成している量と比べると少ない。ある推計によれば、私たちの体が唾液内や消化管内で毎日作り出す量に等しいＩＧＦ‐１を得るためには、九十五クオート（約九十リットル）の牛乳を飲まなければならない計算になる。食事から十分なカルシウムを摂取しないことによる長期的なリスクの方が、ＢＧＨを与えられた乳牛によってもたらされるリスクよりも大きいことはまず間違いない。

一見したところ、ＢＧＨとがんの関連性は都市伝説のカテゴリーにぴったり当てはまりそうに思える。しかし、ヨーロッパ連合（ＥＵ）の規制機関はアメリカの規制機関よりもＢＧＨを不安視する。ＥＵは肉牛または乳牛への非治療目的でのＢＧＨの使用を禁止している。また、誕生から食肉処理までの時間を速める成長ホルモンを食べて育ったアメリカ産牛肉の輸入も禁止している（牧草を食べて育った牛の肉は値段が高いものの、脂肪が少なく、動物を用いた研究からがんのリスクを下げる可能性があるとされる健康的なオメガ3脂肪酸と共役リノール酸の値が高い）。

ＥＵの話題が出たのでついでに述べておくと、ヨーロッパの規制機関は遺伝子組み換え作物から作られた食品にはその旨を明記しなければならないと定めた。日本、中国、オーストラリア、ニュージーランドも同様だ。遺伝子組み換え生物（ＧＭＯ）とは、病虫害への耐性を高めたり、風味をよくしたり、そのほかの有益な特性を与えたりする目的で、ほかの動植物の遺伝子を加えるという生物工学的な方法で作り出されたもののことで、そのようなＧＭＯへの不安が広がりつつある。こうした「フランケンフード」によってもたらされた警戒感に対して、アメリカがん協会はＧＭＯががんのリスクの増減と関連しているとの証拠はないと述べている。ＧＭＯは比較的歴史が浅く、長期的な研究がまったく実施されていないことは言うまでもない。

その一方で、殺虫剤や遺伝子組み換えの手法を用いずに栽培された有機食品ががんのリスクを下げるという証拠もまだ見つかっていない。実際のところ、アメリカがん協会は私たちが口にする果物や野菜に残留しているかもしれない低レベルの除草剤や殺虫剤が、がんのリスクになるとは見ていない。この非営利団体によると、十分な果物や野菜を取らないことのリスクの方がはるかに大きいという。

加工された肉、調理された肉

ベーコン、ハム、ソーセージ、ホットドッグなどほとんどの加工肉には、主に肉の鮮度と赤い色合いを保つために保存料の亜硝酸ナトリウムが含まれる。亜硝酸塩は胃の中でニトロソアミンに変わり、これには発がん性があるのでがんのリスクを高める可能性がある。興味深いのは、多くの果物と野菜を食べるとそれが解毒剤として作用し、亜硝酸塩からニトロソアミンへの変換を抑制するかもしれないということだ。ある大規模な研究では、加工肉を食べる量が最も多い人は、最も少ない人と比べて結腸がんになる可能性が五十パーセント高くなることがわかった。ただし、このことをより大局的な視点から見ると、アメリカがん協会によればこうした食事でのリスクは肥満や運動不足がもたらすリスクよりも小さいとのことだ。亜硝酸塩に不安を覚えるのは当然だが、その場合は亜硝酸塩を用いずに作られた加工肉を買うといい。よく探せば見つかるはずだ。

肉に関してついでに述べておくと、高温で調理すると発がん性化学物質が発生するかもしれない。肉（もしくは魚）を炒めたか、直火で焼いたか、それとも網で焼いたかは関係ない。一定の温度以上であれば、熱によって肉の中にヘテロサイクリックアミンという危険な化学物質が生成される。そのため、黒く焦げた部分は避けるべきだ（焼いた野菜や果物では、この危険な化学物質は生成されない）。

バーベキューをする時は低めの温度で均一に加熱するといい。炎が肉まで届かないようにすること。また、漬け込んだ肉を使うか、少量ずつ調理することを考えるべきで、オーブンや電子レンジで下ごしらえした肉を網で焼くのもいい。

炭に垂れた脂肪は多環芳香族炭化水素という発がん性物質を含んだ煙を発生させるおそれがあり、それが肉に付着する。そのため、網で肉を焼く時には赤身の肉を使うようにする。また、ソーセージやハンバーグを突き刺したり上から押さえつけたりしないこと。大量の脂肪が炭に垂れて炎が大きくなり、肉に届いてしまうかもしれない。

人工甘味料

一九六九年にＦＤＡがチクロを禁止して以降、人工甘味料は大きな不安を生んできた。当時の研究では、チクロには膀胱がんのリスクの増加と関連があるとされた。チクロは今も使用が禁止されたままだが、その後の研究でがんとの関連は証明されていない。サッカリンやアスパルテームなどの一般に販売されている砂糖の代用品も、大いに科学的な検証の対象になっている。

アメリカがん協会は約五十万人を対象にした研究で、ダイエットコーラなどのアスパルテームが含まれる飲料を飲む人と飲まない人を比較した。アスパルテームはニュートラスイート、イコール、キャンデレルなどの商品名で売られている。二〇〇六年に発表されたその研究では、アスパルテームが含まれる飲料をより多く摂取することで、リンパ腫、白血病、脳腫瘍のリスクが高くなるという結果は見られなかった。これは食事とがんの調査では当時としては最大の規模だった。二〇〇六年にはＥＵもアスパルテームががんのリスクを高めることはないと結論づけた。

一九八一年に販売が開始されたアスパルテームは飲料だけでなく、チューインガム、ヨーグルトなどの乳製品、さらには多くの薬など、ほかの何千もの製品にも使用されている（不思議なことに、最近の研究ではダイエット系のソフトドリンクを多く飲む人ほど体重が増えやすいことがわかっていて、その飲料の本来の目的にそぐわない結果になっている）。

サッカリン（商品名スイートンロー）と膀胱がんには関連があるとした一九七〇年代初めのラットによる研究を受けて、議会は「この製品の使用はあなたの健康に害を及ぼすおそれがあります。この製品に含まれるサッカリンは、実験動物にがんを引き起こすことがわかっています」との警告のラベルを付けるように義務づけた。どうやら人間の場合は同じリスクが該当しないようだ。複数の集団調査からはサッカリンと膀胱がんを関連づける明確な証拠が得られていない。米国国家毒性プログラムが発がん性を持つ可能性のある物質のリストからサッカリンを外した二〇〇〇年に、議会は警告のラベルの取り外しを認めた。

ＦＤＡが承認したそのほかの砂糖の代用品には、アセスルファムカリウム（商品名エースK、スイートワン、サネット）、スクラロース（商品名スプレンダ）、およびオーストラリアとニュージーランドで人気があるが、アメリカ市場ではまだ新しいネオテームの三つがある。研究ではこれらの人工甘味料に健康上のリスクがあるとの証拠は何も見つかっていない。

気になっている人のために触れておくと、人工甘味料は砂糖よりも体に吸収されにくいので、摂取するカロリーはより少ない、もしくはゼロだ。また、砂糖よりもかなり甘いので、多量に加える必要がない（粉末状の人工甘味料のメーカーは、砂糖と同じような重量になるように、デキストロースまたはマルトデキストリンといったでんぷん質の粉末を加える）。人工甘味料は健康に問題がないとのお墨付きをもらったからといって、取りすぎないこと。私たちが口にするそのほかのすべてのものと同じく、ほどほどの摂取が大切だ。

携帯電話

ジョニー・コクランが脳腫瘍で亡くなったと聞いた時、私の頭にまず浮かんだことのひとつは、この有名な弁護士が毎日携帯電話を使用していた時間についてだった（コクランの脳腫瘍は携帯電話を当てていた左側にできた）。長時間の携帯電話の使用が何らかの健康上のリスクになるのではないかと何となく思っている人は、私以外にも大勢いることだろう。結局のところ、長時間にわたって電子機器を耳に当てることは、表向きにはあまり健康的な生活様式ではないように思える。しかし、そうした不安は理にかなったものなのだろうか？　裏付けとなる科学的な根拠は存在するのだろうか？

携帯電話の使用ががんのリスクを高めるかどうかに関しては、相当数の研究による調査が行われてきた。注目度の高さは驚くに値しない。携帯電話は実際に少量の放射線を発しているのだ。世界中で数十億人の携帯電話ユーザーがいることを考えると、たとえ小さなリスクであっても多くの人に影響を及ぼしかねない。

現在までのほぼすべての研究において、携帯電話とがんの関連性はないとされている。いくつかのスウェーデンの調査から、携帯電話の長期にわたる多用は脳腫瘍の一種である聴神経腫瘍のリスクが高まるとされた。これは電話をかける時に使用する側の耳と脳を結ぶ神経の良性腫瘍だ。しかし、その後の研究では携帯電話の使用と聴神経腫瘍の発症率の関連性は見つからなかった。

アメリカがん協会は、適切に策定された複数の集団調査の結果を総合すると、「携帯電話の使用と脳腫瘍の間に関連性はない」と述べている。世界保健機関（ＷＨＯ）は、携帯電話が「がんを誘発もしくは助長することは考えにくい」と結論づけている。ヨーロッパがん研究機関の研究者たちも、携帯電話が使用されるようになった最初の十年間で聴神経腫瘍の著しいリスクは見られないと結論したが、より長期にわたる使用でリスクが増大する可能性は除外しなかった。

イギリス政府は「慎重なアプローチ」を促し、国民に対して通話時間を短くするように求めた。

イギリスの指針では十六歳未満の携帯電話の使用を必要不可欠な通話に限定することを推奨しているが、それが守られるとは到底思えない。

心に留めておいてもらいたいのは、携帯電話は比較的新しい技術なので、生涯にわたって使い続けることによる健康への影響は不明だという点だ。

携帯電話の使用がもたらす最大の身近な危険は運転中に注意がおろそかになることで、これはハンズフリー式の携帯電話を使っている運転手にも当てはまる。この危険性は科学的に説明するまでもない。運転中に携帯電話で会話すれば、事故を起こす可能性が大幅に増える。

食品とプラスチック

プラスチック製の容器に入った食品の加熱やラップの使用の危険を警告するメールを受け取ったことのある人がいるかもしれない。こうした危険の話はインターネット上ではかなり流布している。しかし、プラスチック製品を電子レンジで温めると、発がん性のあるダイオキシンが食べ物にしみ込むというのは本当なのだろうか？　この質問への答えは、完全な「ノー」だ。なぜなら、プラスチックにダイオキシンは含まれていない。よく送られてくる別のメールでは、ペットボトルの飲料を冷凍するとダイオキシンが水にしみ出すと警告している。これもただの都市伝説にすぎない。

これらは私たちにとってうれしい情報だ。ダイオキシンは人類が作り出した最も毒性の強い化合物のひとつで、肝機能障害やがんとの関連が指摘されてきた。私たちの大半は体内にいくらかのダイオキシンを持っているが、それはこの汚染物質を摂取した動物の肉を食べることによって得られるものだ。また、私たちの体内にはそのほかにも多くの化合物が微量ながらも存在する。ほとんどの場合、私たちの体内にあるような少ない量ならば無害だと思われる。

ここでは科学的に正真正銘の不安材料となっているふたつの化学物質――フタル酸エステルとビスフェノールA（BPA）――について、詳しく見ていくとしよう。

フタル酸エステルはプラスチックやビニールの可塑剤として、およびにおいや色を長持ちさせるために使用される。化粧品、医療機器、レインコート、玩具に用いられる。フタル酸エステルは動物での発がん性が確認されていて、科学者たちによると内分泌攪乱《かくらん》物質のおそれもあるとのことだ。フタル酸エステルにさらされることのリスクは子供の方がより大きいと考えられるため、アメリカとカナダは哺乳瓶用の乳首、おしゃぶり、および口にくわえる玩具へのこの化合物の使用を禁止した。二〇〇五年に欧州議会は三種類のフタル酸エステルのすべての子供用玩具での使用を、および別の三種類のフタル酸エステルの子供が口に入れるおそれのある玩具での使用を、それぞれ恒久的に禁止することを可決した。

ＢＰＡはかたくて透明なプラスチックに含まれる成分で、自転車のヘルメット、サングラス、水筒、ストローマグ、電子レンジ用の調理器具などの製品に使用されている。調査からは、多用した場合に少量のＢＰＡが食品や飲料の容器からしみ出すことが指摘されている。アメリカ・プラスチック協会は、極めて微量なのでＢＰＡが「人間の健康へのリスク」には当たらないと反論している。食品および飲料の容器の安全性を評価するＦＤＡも同意見で、ウェブサイトには「得られた情報に基づくと安全の基準内に十分に収まっている」とある。また、二〇〇二年から二〇〇六年にかけて実施された五十の研究を再検討したところ、「証拠の重みづけは、口からのＢＰＡの少量の摂取が人間の生殖および成長上の健康に悪影響を与えるという仮説を裏付けない」との結論が発表された。

ＢＰＡに関してはすべてが安心できる話ではない。フタル酸エステルと同じように、ＢＰＡも内分泌攪乱物質と考えられていて、女性ホルモンのエストロゲン様作用を示し、乳がんおよび前立腺がんのリスクを高めるおそれがある。ある最近の研究では、ＢＰＡが試験管内で乳がんおよび卵巣がんの増殖を速めたことがわかった。ラットを使用した別の研究では、早い時期からＢＰＡにさらされることと前立腺がんの関連が指摘された。もちろん、研究室の中やラットに起きることが必ずしも人間にも起きることを予兆しているとは限らない。それでも、アメリカ合衆国環境保護庁（ＥＰＡ）は内分泌攪乱物質研究イニシアチブをスタートさせた。

サンフランシスコ市はその結果が出るまで待たなかった。二〇〇六年十二月から同市はＢＰＡを含む玩具や哺乳瓶の三歳未満の子供への販売および流通を禁止した。フタル酸エステルを含む一部のおしゃぶり、玩具、子供用レインコートにも禁止命令を出した。

安全のためには、ポリエチレンまたはポリプロピレン製のストローマグを探すといい。また、テイクアウトの容器もしくは再利用したマーガリン入れを電子レンジに入れないこと。電子レンジで使用するのは「電子レンジ対応」と明記されたプラスチック容器もしくはラップだけにするべきだ（購入した食品に容器ごと電子レンジに入れるように指示が書いてある場合、そのプラスチック容器は試験を経て電子レンジで使用しても安全だと見なされたことを意味する）。より安全を期するならば、耐熱性のあるガラスもしくはセラミックなどの不活性な容器を使うといい。

たとえうっかりして電子レンジでの使用が安全ではないプラスチックを使ってしまったとしても、その一回だけで危険な量のプラスチックを摂取することにはならない。長期間にわたって使い続けないように注意することだ。

テフロン

一九三八年、デュポン社のある科学者がこの画期的な化合物を発見したが、耐油脂性の容器から防水性の衣類、汚れの付きにくいカーペットなど、あらゆるものに使用されているテフロンやそのほかのノンスティック素材の安全性への不安が、最近になって高まっている。推定では九十五パーセントのアメリカ人の血液からテフロン関連の化学物質が検出されている。

テフロンを製造する際に使用されるペルフルオロオクタン酸（ＰＦＯＡ）は実験動物にがんを引き起こし、ＥＰＡによってヒト発がん性物質の可能性があると分類された。はっとするような事実を伝えておこう。ＦＤＡは電子レンジで作るポップコーン容器の内側の耐油脂コーティングが調理中に分解し、ポップコーンオイル内にＰＦＯＡが残ることを発見した。

テフロン加工を施した調理器具に関して、デュポン社はＰＦＯＡの煙が出るのはフライパンが三百四十度以上というかなりの高温になった時だけだと発表した。テフロンがそれよりもずっと低い温度で、通常の調理中にもＰＦＯＡを放出したとして、デュポン社を相手取った十件以上の訴訟が起こされている。

連邦政府は、血中の値が極めて低いのでテフロンやそのほかのノンスティック素材の使用をやめる必要はないし、これらの物質と人間におけるがんとの関連性は証明されてないと述べている。焦げ付き防止のコーティングが施された鍋やフライパンを使っている人は、念のために低い温度で調理するべきだ。また、何も入れていない状態で火にかけないこと。最後にもうひとつアドバイスをしておくと、焦げ付き防止のコーティングが施されていることの多い厚紙製の容器入りの脂っこい食べ物を電子レンジで調理しないことだ。

がんの都市伝説

インターネットで目にするかもしれないそのほかのいくつかの都市伝説について確認しておこう。これまでにかなりの数の研究が水、歯磨き粉、デンタルケア製品に含まれるフッ素の影響を調べてきた。結論としては、フッ素ががんのリスクを高めることはない。食品添加物ががんの可能性を高めることも実証されていない。アメリカ国立がん研究所とFDAによると、制汗剤とデオドラントもがんのリスクを高めることはない。

野菜を食べよう

コーネル大学の栄養生化学のT・コリン・キャンベル名誉教授は、中国の異なる地方の異なる食生活ががんの罹患率にどのような影響を与えるかを二十年間にわたって研究した。中国人の十人に九人は生まれ故郷の近くで生涯を過ごすので、キャンベル氏の言葉を借りると、中国の田舎は理想的な「生きた実験室」ということになる。がんの罹患率は地域によって百倍もの差があった。彼の導き出した結論は、がんの全種類のうちの八十パーセントから九十パーセントまでもが、植物由来の食事を取ることでかなりの高齢になるまで予防が可能だというものだった。

アメリカがん協会も、がんを予防する方法として食事の改善と運動量の増加に目を向けるようになっている。同協会によると、がんによる死者数の三分の一——十八万八千人——は、運動不足と健康的ではない食事に原因があるとされる。アメリカ人の三分の一以上は余暇に身体的な活用を行っておらず、四分の三以上は五種類の果物と野菜という一日の推奨量を食べていない。同協会によると、特に心配なのは太りすぎの子供の数が増えていることで、そうした子供たちは多くの場合、肥満体の成人になる。

果物と野菜が豊富な食事は、口腔がん、食道がん、肺がん、胃がん、結腸がん、直腸がんのリスクを下げる。理想的には、濃い色の葉物野菜と鮮やかな色の果物および野菜を豊富に含む食事が望ましい。過度に加工された食品はできるだけ避け、自然食品もしくは加工が最小限のものを選ぶといい。脂肪も避ける。塩分の少ない食べ物を選ぶ。最後に付け加えると、動物由来の食べ物を摂取することはがんのリスクを高めるという証拠が有力になりつつある。時にはいいステーキを堪能している人にとって、これはがっかりする知らせだ。ほとんどのアメリカ人は――私もそのなかに含まれるのだが――肉を食べすぎだ。食べる肉の量を減らせば、がんのリスクも減らせるはずだ。私はすでに始めていて、ステーキもしくはハンバーガーを食べるのは月一回に限定している。

がんの予防という数式のもうひとつの解答が運動だ。アメリカがん協会によると、一日三十分間の運動を週五日行うと乳がんと結腸がんのリスクが減り、運動量がより多ければさらにいいかもしれないとのことだ。例えば、仕事中あるいは余暇での身体活動は、結腸がんになる率を五十パーセント減らすことになるという。その一方で、肥満は体内を循環するホルモンのエストロゲンとインスリンの値を増やし、それらががんの増殖を促す可能性がある。

早期発見

症状が出る前にがんをスクリーニングするための検査が数多くある。こうした検査を必ず受診することは、がんによって死亡する可能性を減らすうえで大いに重要だ。医学界には「早く見つければそれだけ打ち勝ちやすくなる」という不変の真理がある。残念なことに、大腸がん、子宮頸がん、乳がんのスクリーニング検査が推奨されているのにもかかわらず、多くのアメリカ人はそれに従っていない。これらのがんを早期に発見することは、最も治療が可能な段階で見つけ出すことを意味する。例えば、乳がんを限局性の段階で診断すれば、五年生存率は九十七・九パーセントだ。大腸がんと子宮頸がんではスクリーニング検査によってがん細胞の発生そのものを防げる。大腸がんの場合は前がん状態のポリープ、子宮頸がんの場合は前がん病変を発見して治療できる。

まったく症状のない人に対して、アメリカがん協会は四十歳になったら年に一度のマンモグラフィを受けるよう推奨している。臨床乳房検査についても、二十代および三十代の女性は三年に一度、四十歳以上の女性は毎年受けるべきだ。がんの家族歴や遺伝的傾向がある女性、もしくは以前に乳がんにかかったことのある女性は、もっと早い時期からのマンモグラフィの受診を医師と相談する方がよい。乳房の自己診断で何らかの変化に気づいた女性は、すぐに医師に連絡すること。

アメリカがん協会によると、男性も女性も五十歳を迎えたら結腸がんおよび直腸がんの検査を受けるべきだとしている。選択肢として、毎年の便潜血検査（ＦＯＢＴ）もしくは免疫化学的便潜血検査（ＦＩＴ）、五年に一度の軟性S字結腸鏡検査もしくは二重造影バリウム注腸検査、十年に一度の結腸内視鏡検査がある。家族歴もしくはほかの要因のためにリスクが高い人は、検査の間隔について医師と相談するのがよい。悲しいことに、本来ならば検査を受けるべき人の少なくとも半数が受診していない。検査を受けなければ、がんで死亡するリスクを自ら高めていることになる。最も治療しやすい初期に発見すれば、結腸がんの診断後の五年生存率は九十パーセントだ。検査を受けることについて医師に相談しにくい、あるいはそもそも検査を受けたくないという人は、ほかの方法を考えるべきだ。

男性は五十歳になったら前立腺がんのスクリーニング検査も受けるべきだ。毎年の直腸内触診と前立腺特異抗原（ＰＳＡ）検査が必要になる。リスクの高い男性――アフリカ系アメリカ人で強い家族歴のある人――は四十五歳から検査を受診するべきだ。

アメリカがん協会は更年期を迎えたすべての女性に対して子宮体がんのリスクを注意喚起していて、予期しない出血が見られた時にはすぐ医師に相談するよう勧めている。

最後に、年一回の検診を軽視しないことだ。検診では医師がリンパ節、甲状腺、精巣もしくは卵巣の肥大や異常を触診する。今では歯科医も口腔がんの予兆を調べることが当たり前になっている。

日焼け対策

がんで死亡する可能性を減らすもうひとつの方法は、日光から肌を守ることだ。皮膚がんのほぼすべては、何の対策もせずに太陽の紫外線を浴びすぎたことが原因だが、アメリカ国立がん研究所によると日焼け対策をするつもりだと答えたのは成人の三分の二に満たない。

アメリカがん協会の推定では、紫外線暴露は二〇〇六年に百万例以上の基底細胞がんあるいは扁平上皮細胞がん、六万二千例以上の悪性黒色腫との関連が指摘されている。子供の頃に真っ黒になるまで日焼けした人は、黒色腫などの皮膚がんのリスクが大きい。肌の色が薄い人、ほくろまたはそばかすがある人、自身または家族に黒色腫の病歴がある人も、この皮膚がんになる可能性が高くなる。

当然のことながら、日焼け止めの使用、つばの大きな帽子の使用、真昼の直射日光を避けること、日焼けサロンで太陽灯を浴びないことは、いずれも皮膚がんのリスクを大幅に下げる。お子さんのいる方は、子供がひなたで遊ぶ時にしっかりとケアをするべきだ。年齢に関係なく、日焼け止めを何度も塗り直す必要がある。

発見の遅れ

今では女性の十人に七人が乳がんのためのマンモグラフィ検査を受けていて、この数字は一九八七年から二倍以上に増えている。それでもなお、重大な問題が発生している場合ですら、医師の診察を受けない人があまりにも多すぎる。有名人が病気になって初めて、私たちの足が病院に向く時もある。ピーター・ジェニングスさん（アメリカのニュースキャスターで、二〇〇五年の放送中に肺がんを公表した四か月後に死去）と、それに続くダナ・リーブさん（アメリカの俳優クリストファー・リーブさんの妻。二〇〇六年に肺がんのため四十四歳で死去）の死という悲劇的なニュースの後、禁煙ホットラインへの通話件数が一・五倍に増えた。喫煙者とかつての喫煙者の全員が、急に不安を覚えたということらしい。ミッキー・マケイブさんがその好例だ。私たちはニューヨークで彼女と会った。かつてタバコを吸っていた彼女は、ピーター・ジェニングスさんに関する報道をテレビで見た後、気になっていた咳をきちんと調べてもらおうと決心した。当初、医師たちはしつこい咳を肺炎だと判断し、抗生物質を投与した。薬が効かなかったため、彼女はレントゲン検査を、さらにはコンピューター断層撮影（CT）検査を受けた。検査で腫瘍——肺がんが発見された。マケイブさんはジェニングスさんとリーブさんの悲劇的な話を見た後、自分の体調に注意を向け、行動を起こす気になってよかったと思っている。彼女のがんは早期に発見されたため、手術ですべて摘出できた。

もちろん、私たちの大部分はそもそも手術が必要になるような段階にまで達したくないと思っている。もっと果物と野菜を食べ、紙巻きタバコやそのほかのタバコ関連の製品を避け、アルコールの摂取量を一日一杯もしくは二杯に制限すれば、肺がんはもちろん、そのほかの多くのがんにかかる可能性を下げるのに役立つ。

それでもなお、一部のがんはどんなに用心深い人であっても逃れられない。多発性骨髄腫や白血病などの骨髄のがんを予防するための実証済みの戦略は、今のところ存在していない。

人気の高まりにもかかわらず、がんの予防手段としてのビタミンや抗酸化物質のサプリメントの科学的な研究からは、期待外れの結果が出ている。ただし、食事からの微量栄養素が少し不足しているのではないかと気になっている人は、ミネラルを含むマルチビタミン剤を毎日摂取すれば安い保険となる。

あらゆる予防措置を施したとしても、私たちの体に対する時の経過の攻撃は防ぎ切れないかもしれない。老年学者の間で一般的な表現を借りると、私たちは生殖年齢を過ぎると生物学的には不適切になる。毒素が蓄積する。細胞が分解する。私たちは老いるように作られているわけではない。種によっては老いることなく死ぬ生き物もいる。累積的な細胞のダメージのごみが体内の基本的なシステムに影響を及ぼし始めると、私たちの体が壊れていくだけなのだ。

多くの科学者たちは、細胞が老化して死ぬのは私たちががんにかかるのを防ぐためだと考える。なぜなら、私たちの遺伝子の青写真をある細胞から別の細胞にコピーする際、ミスが発生しても修正してくれるプロセスが備わっているのだが、一部はそれをすり抜けてしまい、それによって細胞内のDNA変異が次第に蓄積していくからだ。ほとんどのがんが人生の後半になって発生するのは当然のことだと言える（七十歳の人は十九歳の人と比べると、悪性腫瘍の診断を受ける可能性が約百倍になる）。ある時点で、DNA変異によって細胞がアクセルを踏み込んだままの状態になり、分裂の暴走が始まる――それががん細胞だ。アンチエイジングの分野での大いなる皮肉のひとつがこの点にある。老化の治療薬を発見するための探求に乗り出した人の多くは、不死の細胞を作り出すための方法を探している。私たちはすでにそんな細胞のひとつをよく知っている。がん細胞だ。大いなる危害を及ぼすその細胞こそが、不死への鍵を握っているのかもしれない。

老化を専門にする研究者と不死の細胞についての話をすると、「テロメア」という言葉をきっと耳にするはずだ。老化に関する研究の多くがテロメアを重要視している。テロメアとは私たちの染色体の末端部分のことだ。DNAが分裂するたびに、テロメアは短くなる。一定の長さよりも短くなると、テロメアの分裂が止まり、細胞の老化が始まる。興味深いことに、研究者たちは百歳以上の人のテロメアが概して長いことを発見した。不死の細胞のテロメアはまったく短くならないのかもしれない。つまり、老化しないのかもしれない。その一方で研究者たちは、慢性的にストレスを受けている人――例えば、慢性的な病気を患っている子供の親――は平均すると同じ年齢の人と比べてテロメアがより短いことも突き止めた。

がんが世界で最大の殺し屋で、私たちが長寿を目指すうえでの最難関の障害のひとつなのは事実だ。ただし、がんにかかるのは仕方がないとか、診断されたら苦しみが待っているとか、あきらめる必要はないことも覚えておいてほしい。あなたのDNAをばらばらにし、テロメアを短くしようと目論む有害な攻撃を防ぐために、今日から始められることがある。それも簡単なことばかりだし、実践するための時間を割けば信じられないような効果をもたらす。

脳卒中のため八十一歳で亡くなったリチャード・ニクソン元大統領は、がんとの闘いに終止符を打った大統領として歴史に名前を残そうとした。残念ながら、その宣言から長い年月が経過してもなお、私たちはがんから逃れられずにいる。しかし、「野獣」との戦争においては、多くの重要な戦闘で勝利を収めてきている。

ドクター・グプタからのメッセージ

✓ 定期的なスクリーニング検査と早期発見は、「がん」という単語を聞かずに過ごすための最善の方法。

✓ 症状を無視しないこと。すぐさまかかりつけの医師に連絡を。

✓ 毎日五サービングから七サービングの果物および野菜を食べること（第二章を参照）。

✓ 事実と都市伝説を混同しないこと。テフロン、牛肉、携帯電話、人工甘味料、プラスチックに関する正しい情報を得るようにしよう。

✓ コントロールが可能な九つのがんのリスクを知っておくように——あなた自身のリスクを下げることができる。

✓ 運動量を増やし、脂肪、塩分、動物性食品を減らそう。

✓ ストレスレベルを下げてテロメアを守ろう。

第七章　肥大化する問題

あなたのことを見るだけで、心臓病、脳卒中、糖尿病のリスクが高いかどうかを言い当てられると私が言ったら、読者の皆さんはどう思うだろうか？　血液検査を受けてもらったり、コレステロール値を教えてもらったりする必要はない。あなたの生活様式または食生活に関する一切の情報を知る必要もない。一目見ること、それだけで十分だ。私が何をするかというと、あなたのウエストのサイズを確認するのだ。今の胴回りがどれくらいの大きさなのか、そのことがこれから先の健康上の問題の予兆になる。

もちろん、診断により正確を期するためには巻き尺を使用することになるだろう。ただし、ちょっと考えてみてほしい。ＣＴ検査やＭＲＩといった現在のハイテク医療の時代において、心臓病、脳卒中、糖尿病のリスクを予測しなければならない時の最良のツールが一本の巻き尺かもしれないのだ。その理由は、ウエストのサイズは体の中に腹部脂肪がどれだけあるのかを示すからで、その腹部脂肪が死を招くのだ。

ウエストがどのくらい大きいと危険なのだろうか？　全英肥満フォーラムによると、ウエストラインが女性では三十五インチ（八十八・九センチ）以上、男性では四十インチ（百一・六センチ）以上ならば注意を要する。その理由は、ウエストの大きな人――いわゆるリンゴ型の体形の人――は、外側により多くの脂肪が付いているだけでなく、内臓のまわりにも締めつけるように脂肪が付いているからで、そちらの方が重要なのだ。太腿あるいは臀部に脂肪が付いている人――洋ナシ型の体形の人――の場合は、より多くの脂肪が皮膚のすぐ下に蓄えられている。驚くような話ではないが、より多くの内臓脂肪――内臓のまわりに蓄えられる脂肪――の方がはるかに危険だ。簡単に言うと、大きなおなかは大きなお尻よりも健康にとってはるかに悪い。男性の方が女性よりもリンゴ型の体形になりやすいが、内臓脂肪は閉経後の女性にとってもリスクになる。

私は医師として、そうした余分な腹部の脂肪が体に対して何をしているのか、実際に示すための方法を常に探している。特別に処理された人間の死体とともに世界を巡回する展示に魅了された理由はそこにある。これは「人体の不思議展：本物の人体の解剖学的展示」と呼ばれるもので、全身からひとつひとつの臓器に至るまで、二百体以上の人間の標本を見ることができる。ドイツ人のドクター・グンター・ホン・ハーゲンスが世界各地から個人によって提供された死体を引き取り、皮膚を取り除いて骨、腱、筋肉、神経、血管、健康な臓器、病気に蝕《むしば》まれた臓器を見られるようにした。体液はすべて軟質プラスチックに置き換えられていて、ホン・ハーゲンス氏は自らの発明によるこの手法を「プラスチネーション」と命名した。これは死後の腐敗を止めるために開発された手法で、実にユニークな、そして時にはぞっとするような人体の光景を提供してくれる。

展示の中のある死体は頭から足先まで、縦に半分に切断されている。ほかにはチェスをしている、走っている、フェンシングをしている、サッカーボールを蹴っている、野球のバットを振っている、などのポーズを取る死体もある。同じ方法で保存された馬の死体にまたがっているものもある。日常的な活動をしているかのようなポーズを取るこうした皮膚のない「プラスチネート」を実際に見ると、衝撃的であると同時に魅力的でもある。

これまでにヨーロッパとアメリカで千六百万人以上の人たちが「人体の不思議展」を見てきた。どうすればもっと長生きできるのかを突き止めようと努めていた私は、特別な形で保存された死体をじかに見るべきだと考え、フィラデルフィアのフランクリン協会科学博物館で「人体の不思議展」を見学した。この展示の目標は健康的な生活様式を促進することにあり、その効果があるかもしれない理由は一目でわかる。

人体の素晴らしい複雑さをのぞき見られるので、展示されている体の違いも見て取ることができる。体重五百八十ポンド（約二百六十三キロ）の人の死体が、体重百四十ポンド（約六十四キロ）の人の死体の隣に置かれている。その差は一目瞭然で、まず目に飛び込んでくるのは太りすぎの人が抱えている余分な重さだ。例えば、その死体の膝が人工関節になっているのを見ても驚かない。余分な体重による負担が、それだけの重量を支えるようには進化してこなかった関節に影響を与えているのだ。

続いて臓器に目が留まる。太りすぎの死体の肝臓に脂肪が付着しているのを目の当たりにできる。脂肪肝は健康的な肝臓と同じようには機能しないので、毒素を排出したり体の代謝作用の老廃物を処理したりする能力に影響が及ぶ。心臓にも異常が見られる。かなり巨大で、通常の三倍もしくは四倍の大きさがある。脂肪が心臓の組織そのものに付着し、弱らせてしまう。動脈内の脂肪の蓄積も血管の閉塞を起こしやすくなり、心臓発作の原因になる。

「人体の不思議展」で展示された死体を見た私は、体の中央部分にたまった脂肪の塊が、単にズボンがきつくなる以上の危険をはらんでいるのだという強い思いと確信を抱くことになった。これは悪い情報だ。

けれども、本書の内容は長寿を目指すことなので、いい情報もある。ウエストまわりの脂肪は落とすのが簡単で、臀部の脂肪を落とすよりもはるかに簡単なようなのだ。実際、デューク大学医療センターの研究によると、三十分間の早めのウォーキングを週六回行えば、ウエストのサイズがそれ以上増えるのを止められることがわかった。もっと多くの運動をするための時間が割ければ、内臓脂肪を減少に転じさせることができる。言うまでもないことだが、まったく運動をしなければ腹部脂肪が増え、体重も一年で約四ポンド（約一・八キロ）増える。

読者の皆さんもすでに学習したように、長寿を目指すためには心臓病、脳卒中、糖尿病のリスクを減らさなくてはならない。この三つの疾病がほとんどの先進国では最も危険な殺し屋なのだが、いくつかのごく簡単なステップを踏めば、リスクを劇的に減少させ、寿命を大幅に延ばすことが可能になる。世の中にあふれている多くの本とは異なり、私は魔法の公式を使った偽りの約束を交わしたりはしない。ただし、皆さんの全面的な参加を要求する。私を信用してほしい——十分に価値のある見返りを得られるはずだ。最初のステップは今日から始まる——そう、今すぐに、だ。

皆さんが心臓病もしくは脳卒中になるのは数十年先の話かもしれないが、忘れてはいけないのは、あなたの今の生活様式が将来の健康に必ず影響を及ぼすということだ。糖尿病がその好例に当たる。二型糖尿病はかつて成人発症型と考えられていたが、今では幼い頃からのよくない選択のせいで、小学生の間にもこのタイプの糖尿病が見られるようになっている。詳しくは後で扱う。

心臓の健康のために

こんにちでは心臓病についてかなり詳しくわかっている。心臓病はアメリカ国内での死因の第一位で、二百四十万人が命を落としている。二位から五位までの四つの死因（がん、慢性下気道疾患、事故、糖尿病）を合計した数よりも多い。もちろん、これは新しい傾向ではない。一九〇〇年以降で見ると、世界的なインフルエンザの大流行がアメリカにも及んだ一九一八年を除くすべての年で、心臓病が死因の第一位になっている（新型コロナウイルス感染症の流行で多くの死者が出た二〇二〇年と二〇二一年も、心臓病は死因の第一位だった）。残念なことに、近いうちに心臓病が姿を消すという兆候は見られない。

アメリカ心臓協会による二〇〇六年の統計によると、約七千百万人のアメリカ人がひとつもしくは複数の心血管疾患を抱えていて、そのうちの三分の二以上が六十五歳未満だという。

心臓のトラブルは年齢とともに悪化する傾向にある。例えば、高血圧のアメリカ人は四十代では二十パーセントを少し上回る程度だが、六十代では六十パーセント、八十代では八十パーセントを占める。アフリカ系アメリカ人の方がより影響を受けやすい。研究者たちの発見によると、年齢とともに血管がよりかたくなる。これは柔軟性のある線維が柔軟性の少ないコラーゲンとカルシウムに取って代わられるためで、この過程で血管の内壁が厚くなり、血圧を上昇させる。現在、研究者たちはこの血管の老化を食い止めるための方法を見つけ出そうとしている。血管のかたさは体力と反比例の関係にある。

優れた投薬治療から侵襲的な手法に至るまで、医師たちによる心臓病の治療は進化してきた。しかし、私たちが長寿を目指すならば、明らかな心臓病だと診断される前に、心臓へのリスク要因をコントロールすることが大切だ。心臓病の家族歴がある人の場合はこのことが特に当てはまる。さっそくかかりつけの医師のもとを訪れたいと思うかもしれないが、その前に知識を備えておく方がいい。基本的なことをいくつか押さえておこう。家族歴をしっかりと確認すること。胸部のいつもとは違う痛み、特に押しつぶされるような痛みや、顎もしくは腕にまで及ぶ痛みに注意を払い、医師にそれを伝えられるようにしておくこと。過去に血圧を検査してもらった、あるいは心電図（ＥＫＧ）を取ってもらった人は、以前のコレステロール値とともにその時の結果を必ず持っていくこと。そうしておけば、病院での時間をかなり短縮できて、いいスタートを切ることができるはずだ。心臓病の最初の症状が心臓発作だったという患者の話を頻繁に聞く。心臓発作の三分の一が死に至るという事実を考えると、そのことは驚きであると同時に悲惨な結果を招きかねない。高いコレステロール値、心不整脈、アテローム性動脈硬化――動脈内でのプラークの沈着――といった潜在的な問題を、それらが危機的な段階まで到達する前に察知したいと考えるのは当然だ。そう簡単にはいかない場合もある。ビル・クリントン元大統領はホワイトハウスでの八年間に最高レベルの健康管理を受けた。それにもかかわらず、退任からわずか四年後には生命に危険が及ぶ心臓病を発症し、心臓のバイパス手術を受けることになった。「おそらくあれが私の命を救ったのだと心から思っている」ビル・クリントン氏は私に教えてくれた。彼が話しているのはバイパス手術についてではなく、検査——血管造影——についてで、心臓に血液を送る動脈が危険なまでに詰まっていることがその検査で初めて明らかになったのだった。「その病気の家族歴があり、高コレステロールで高血圧ならば」クリントン氏は語った。「血管造影を考えるべきだ」

これはいいアドバイスだろうか? 答えは「イエス」でもあり、「ノー」でもある。血管造影は心臓検査の絶対的な基準で、クリントン氏の場合はそれ以前の負荷試験やEKGが見落としていた問題を発見できた。しかし、血管造影は軽い気持ちで受けられる検査ではない。心臓の血管に造影剤を直接注入するので、カテーテルを鼠径部の動脈から胸まで通さなければならない。造影剤のレントゲン写真を撮影することで、医師は血液が問題なく流れているところと、血管が狭窄しているところをかなりはっきりと見て取ることができる。

だが、血管造影にリスクがないわけではない。ニューヨーク市のベス・イスラエル医療センターの副医長、ドクター・リチャード・スタインによると、約一千件に一件の割合で合併症が生じ、まれなケースではあるが脳卒中を起こすこともある。これまでにまったく症状(クリントン氏が経験したような胸の痛みや息切れ)がない患者や、ストレス試験が正常だった患者は、メリットよりもリスクが上回るとスタイン氏は言う。

そのため、最近では電子ビーム・コンピューター断層撮影（ＥＢＣＴ）と呼ばれる非侵襲的な検査が大いに注目されている。これはエックス線の照射によってどれだけのカルシウムが冠動脈に沈着しているかを見る方法で、カルシウムの量は沈着しているプラークの量の有効な判断材料となる。『Journal of American College of Cardiology』誌に発表された研究では、ストレス試験では問題がないとされた一千百十九人の患者の半数以上において、その後のＥＢＣＴで高いカルシウムの値が出て、動脈の硬化が進んでいることが示唆された。

ＥＢＣＴを受ければそれで終わりというわけではない。カルシウムの値が高かった場合はさらに血管造影が必要で、動脈のどこが詰まっているのかを医師によって正確に突き止めてもらわなければならない。しかし、ＥＢＣＴは多くの隠れた心臓病を発見している。一部の保険会社はこの新しい検査の費用負担に消極的だが、その使用は急増していて、いずれは標準的な心臓の精密検査に一部になるかもしれない。心臓病の強い家族歴がある、もしくはほかに不安を覚える理由がある場合は、この検査に関して医師に相談するといいかもしれない。

また、Ｃ反応性蛋白質（ＣＲＰ）と呼ばれる新しいタイプの血液検査にも多くの関心が集まっている。大統領時代のブッシュ氏が定期的にこの検査を受けていて、その値が極めて低いことは、心臓発作を起こすリスクが非常に低いことを意味する。近頃の医学関係者のパーティーでは、心臓専門医たちがかつて高比重リポ蛋白質（ＨＤＬ）や低比重リポ蛋白質（ＬＤＬ）について話題にしていたのと同じような感じで、ＣＲＰの話をしているらしい。それにはもっともな理由がある。『New England Journal of Medicine』誌に掲載された最近のふたつの報告は、CRPは冠動脈疾患および心臓発作のリスク要因としてLDLと同じくらいに――もしかするとそれ以上に――重要かもしれないということを示唆している。CRPは炎症への反応として肝臓から分泌される蛋白質で、ここ数年の間にその炎症が心臓病に大きく関係していると明らかになった。CRPは動脈壁に損傷を与えるうえで何らかの役割を果たしているらしく、それによって心臓に血液を送る血管の破裂や閉塞を引き起こす脂肪プラークが沈着しやすくなる。実際のところ、活発な炎症を意味する高いCRPの値は心臓の問題と大いに関係あることが、複数の研究から明らかにされた。では、それに対して何ができるだろうか？　まず、医師たちはスタチンが炎症を減らせるとわかっている。そこで、ボストンのブリガム・アンド・ウィメンズ病院の心臓専門医たちは、心臓発作を起こした、もしくは激しい胸の痛みを訴えた患者三千七百四十五人にスタチンを投与し、その後でLDLとCRPの両方の値を測定した。その結果、CRPの値が低くなった患者は、CRPの値が高いままだった患者と比べて、心臓発作を起こす、あるいは死亡する例が少なかったことが判明した――LDLの値が下がったかどうかは影響がなかった。クリーブランド・クリニック心臓センターによって実施されたふたつ目の研究も心臓病患者が対象だったが、こちらは心臓発作を見るのではなく、研究者たちは実際のプラークの沈着を測定した。スタチン服用中にCRPの値が最も下がった患者たちは、プラークの沈着が小さくなった――ここでもまた、LDLの値の変化とは関連性がなかった。CRPが今後もますます重要になっていくことは間違いないだろうし、心臓病のリスクがある人は今すぐにも検査を受ける方がいい。どんなクリニックでもできるような簡単な血液検査だ。

それでもやはり、長寿を目指す人たちは、こうした薬、検査、手術を決して必要としないですむように基本からスタートしてもらいたい。結局のところは、より激しく運動すること、よりぐっすりと眠ること、そして何をどのくらい食べるのかを細かく注意することに尽きる。

運動

運動は心臓病のリスクを下げるための簡単な第一歩だ。よりスリムな、より鍛えた体になれば、心臓病と脳卒中のリスクは低くなる。実に単純な話なのだ。『Journal of American Medical Association』誌に発表された研究によると、運動しないでいることは、高血圧、高脂血症、あるいは喫煙と同程度に冠動脈疾患のリスクを高める。また、腹部脂肪を減らすことに重点を置くと大きな違いが生じることもわかっている。そのため、ランニング、階段を上るトレーニング、あるいはトレッドミルを使ったウォーキングのような有酸素運動に加えて、腹部脂肪を落とすための体幹トレーニングも行うといい。運動のプログラムに少量のウエイトトレーニングを徐々に加えていくにつれて、腹部脂肪が目に見えて消えていくことだろう。これには別のメリットもある。極めて重要な夜間の良質な睡眠を取る助けにもなるのだ。

睡眠

慢性的な睡眠不足は数々の健康上の問題の中でも心臓病と関連付けられてきた。多くの研究が睡眠と食欲、および体重管理との関連を指摘してきた。四十五歳から七十五歳までの一千人を対象とした研究では、睡眠時間が減ると参加者のボディマス指数（ＢＭＩ）が増加したという。直感に反する結果のように思えるが、実際のところは睡眠時間が減れば減るほど、体全体の代謝が変化し、エネルギーと脂肪を保存しようする。そのため、睡眠不足になると脂肪を落とすことがとても困難になり、そのことが心臓病につながるというわけなのだ。別の研究では、若くて健康な成人たちの一晩の睡眠を六日間にわたって四時間に限定したところ、はっきりと測定可能なまでのホルモンの変化が現れ、それが過食につながる可能性があるとわかった。被験者たちには食欲を抑制するホルモンのレプチンの値が実際に減少したのだ。それだけにとどまらず、食欲を刺激するホルモンのグレリンの値が増加した。

喫煙

あなたがタバコを吸っているなら、禁煙するべきだ。タバコを吸っていないのなら、お願いだからこれからも吸わないでほしい。タバコの煙を吸い込むことによる恐ろしい健康上の影響についての情報が巷にあふれているにもかかわらず、推定で毎年百四十万人のアメリカ人が新たに喫煙者となる（その半数が十八歳未満）。喫煙とがんの関連については読者の皆さんもよくご存じのはずだが、アメリカ心臓協会によると、この厄介なニコチン伝達装置は冠動脈疾患で死亡するリスクも推定で二倍もしくは三倍に高める。タバコについてここでくどくど説明しないつもりだが、つい最近のこと、患者に禁煙を勧める医師の数が十分ではないということを知った。私としては、タバコを吸い続けたり、これから吸い始めたりしたら、本書の記述のすべてが無効になると言うにとどめておこう。

栄養

心臓病から身を守るのに役立つと考えられる食べ物がいくつかある。私はそれらを「パワーフード」と呼んでいて、読者の皆さんも毎日の食生活にできるだけ多く取り入れるといい。大規模な研究の結果、果物、野菜、低脂肪の乳製品を豊富に含み、魚、鶏肉、ナッツ類が適量で、赤身肉、甘いもの、糖分を多く含む飲み物が少ない食事は、高血圧の人の血圧を十七ポイントも下げることがわかった。しかも、わずか二週間以内でそれだけ下がったのだ。食生活のちょっとした変化で大した効果なんて出るわけがないと思ったことのある人は、考えを改めてもらいたい。同じ期間内でコレステロール値も下がったのだから。

こうした明快な防御策がある一方で、アメリカ心臓協会が集めた統計は非常に不安をかき立てる。例えば、男性の五人に四人、女性の四人に三人近くは、推奨されている一日当たり五サービングの果物と野菜を取っていない（第二章を参照）。アメリカ人が摂取するカロリーの三分の一は脂肪からで、食事中に含まれる全粒穀物は少ない。一日の脂肪摂取量は約七十五グラムで、これはマクドナルドのチーズクォーターパウンダー三個分に相当する。まさしく私たちの体は、おおむね食べるものによって——つまり、脂肪によって決まる。

アメリカでは脂肪を多く含む食べ物が簡単に食べられる。ファストフード・レストラン、自動販売機、ガソリンスタンドの売店で、脂肪過多の食べ物が手に入る。病院までもが脂肪分の多い食事を提供する。公益科学センターが委嘱した研究によると、アメリカ国内でトップクラスの病院十八か所のカフェテリアは、硬化植物油を混ぜた油で調理した食べ物を提供していたが、この油はアメリカ人の食生活において動脈を詰まらせるトランス脂肪酸の最大の供給源なのだ。

心臓病のパワーフード

- 果物、特にイチゴ、ブルーベリー、バナナ
- トマト、ホウレンソウ、ナス、オクラなどの野菜
- 低脂肪の乳製品
- レンズマメ、ヒヨコマメ、ライマメなどのマメ類
- 魚、特にマグロ、サバ、ニシンのような脂の多いもの
- 鶏肉
- アーモンド、クルミなどのナッツ類
- 全粒穀物

心臓の健康にいい食べ物について、少し説明しておこう。マグロ、サバ、ニシンのような脂の多い魚はオメガ3脂肪酸を含んでいて、アメリカ心臓病学会によると心臓病で死亡するリスクを大幅に下げるということだ。

オーツ麦のブランや豆類といった水溶性繊維を含む食品は、総コレステロール値とLDL（悪玉）コレステロールの値を下げる効果がある。ブルーベリーにも同様の効果があるとされる。トマトや、ケチャップ、トマトジュースなどのトマト製品に含まれるリコピンも、コレステロール値と心臓発作のリスクを下げるかもしれないが、数多くの研究結果からは一致した見解が得られていない。オクラとナスも、油で揚げなければコレステロール値を下げることがわかっている。食事にイチゴを取り入れると収縮期血圧を下げられるかもしれない。

ある研究では、年を取ってから穀物繊維を食べると心血管疾患のリスクが下がるとわかった。これはアメリカ人が大いに不足している部分だ。一日の推奨摂取量は二十五グラムだが、アメリカ人は平均で十五グラムしか取っていない。

あまり耳なじみのないアミノ酸ホモシステインも心臓のリスクに当たる。血中のホモシステイン値が高いと、冠動脈疾患、脳卒中、血栓などの心血管疾患のリスクが増加する。そのことはコレステロール値が正常な人にも当てはまる。事実、高いホモシステイン値は冠動脈疾患の事例のうちの推定で十パーセントから二十パーセントを占めていて、高血圧と同程度の大きな脅威となっている。幸いなことに、食事によって簡単に下げることができるらしい。

食事で葉酸を取るようにすると血中のホモシステイン値が下がり、それによって心臓病と脳卒中のリスクも低くなる。葉酸の摂取を増やすにはどうすればいいか？　葉酸のいちばん簡単な供給源は、葉酸を強化した朝食用シリアル、および葉酸のサプリメントだ。ホウレンソウなどの緑色の葉物野菜は葉酸を豊富に含んでいて、柑橘類の果汁や、レンズマメ、ヒヨコマメ、リママメなどの豆類にも多く含まれる。それに加えて、飲酒量の多い人、がん患者、妊娠中の女性も、食事で葉酸を多めに取る必要がある。

私たちが食品から取るミネラルも心臓の健康に影響を与える。一万人近い男女を対象に食習慣を二十年間にわたって記録している国民健康栄養調査によると、食事中のカリウムの量が最も少なかった人たちは、カリウムの豊富な食べ物をより多く摂取した人たちよりも脳卒中のリスクが二十八パーセント増加した。七千人の男性を研究したホノルル心臓プログラムからは、マグネシウムの摂取量が最も多かった人たちは、最も少なかった人たちと比べて心臓病のリスクが四十五パーセント低かった。

カリウムを取るためには、バナナ、ベイクドポテト、オレンジジュース、レーズン、プルーン、ホウレンソウなどがいい。マグネシウムはブランのシリアル、オーツ麦のブラン、全粒小麦のビスケット、玄米、アーモンド、ヘーゼルナッツ、ホウレンソウ、オクラ、リママメ、バナナなどに含まれる。

トロント大学が一年間かけて実施した研究では、「ポートフォリオ・ダイエット」と呼ばれる方法が、スタチンとして知られる大当たりしたコレステロール薬に比肩するようなコレステロール減少効果を示した。その食事療法では、肉、卵、鶏肉、魚、乳製品を取らなかった。食べ物はコレステロールを少しだけ下げる力を基準にして選ばれた。すべての力を合わせることでコレステロールを大幅に下げたというわけだ。では、その食べ物とはいったい何か？　研究の参加者たちは主に野菜を食べ、それ以外に大豆食品、アーモンド、果物を取った。全粒穀物と豆類も食べ、植物から作った健康的な油とマーガリンを使用した。

別の研究によると、本書の第五章で扱ったオメガ3脂肪酸は、心臓病で死亡する可能性をスタチンよりも減らせるということだった。

スタチン、サプリメント、そのほかの薬

クリーブランド・クリニックの心臓専門医、ドクター・スティーブ・ニッセンが話してくれたことによると、アメリカではスタチンというコレステロールを下げる薬を飲料水に入れるべき段階の一歩手前まで達しているという。「その薬はそれほどまでにいいということだ」ニッセン氏は言い添えた。私は彼がいくらか誇張していたに違いないと思っているのだが、彼はそんなに大きく話をふくらませていたわけでもない。それにニッセン氏だけではない。多くの医師たちがスタチンを本当の特効薬だと考えている。

実際のところ、ほとんどの人はコレステロール値を下げるために食生活の変化には頼らず、薬を服用する。今では二千万人のアメリカ人がコレステロール値を下げるスタチンを服用していると推測される。こうした薬のひとつのアトルバスタチン（商品名リピトール）は、世界で最も売

れている薬だ。人気が高く、コレステロールを下げるという効果があるものの、コレステロール値が危険なまでに高いのでなければ、薬を服用する前にまずは食生活を変えることでコレステロール値を下げようと試みるべきだ。

心臓病の予防にスタチンが広く使用されていることを、誰もが熱狂的に歓迎しているわけではない。ハーバード大学医学大学院でプライマリ・ケアを教えるドクター・ジョン・エイブラムソンは著書『OverdoSed America』において、影響力のある専門家委員会が二〇〇一年に行った推奨のせいで、スタチンが広く過剰処方されていると主張する。委員会が発表したガイドラインでは、コレステロール値が高くスタチンを必要とするとされるアメリカ人の数が一千三百万人から三千六百万人に増加していて、医師たちもその推奨にほぼ従った。しかし、エイブラムソン氏は、コレステロールによって動脈にプラークが徐々に沈着することが心臓発作の主な原因ではないと主張する。そうではなく、小さな範囲のプラークが壊れることでまずは血栓ができ、それから心臓発作が起きるのだと言う。こうした「破損」の原因はわかっていない。

エイブラムソン氏は、すでに冠動脈疾患になっている人にはスタチンの処方を勧めるものの、コレステロール値がやや高いくらいの患者には勧めず、数多くの臨床試験がそれを裏付けているという。エイブラムソン氏の批判にもかかわらず、スタチンの処方箋の数が減少することはなさそうだ。

スタチンの服用を始める前に、まれではあるが重大な副作用があることを知っておくべきだ。スタチンは筋肉の衰えを引き起こし、肝酵素を上昇させることがある。

二千万人以上のアメリカ人が心臓発作と脳卒中の予防の一助としてアスピリンを服用している。抗凝固薬としてのアスピリンの効能は数十年前から知られているが、最新の調査からはかつて考えられていたほどのはっきりした効果はないかもしれないとされる。

まず、最近の複数の研究から、そうしたアスピリン服用者のうちの百万人から八百万人以上には抗凝固薬としての効果が見られないことが明らかになっている。その人たちはアスピリンに耐性があるため、服用しても心臓病もしくは脳卒中のリスクを減らすことにはならない。炎症もしくは痛みでアスピリンを服用している人には影響がない。

患者にアスピリンを勧める医師のほとんどはアスピリン耐性の検査をしないが、新しい検査はこれまでよりも簡単にできる。心臓発作や脳卒中のリスクを下げる目的でのアスピリンの代わりになるものとして、クロピドグレル硫酸塩（商品名プラビックス）というよく知られる抗卒中剤があるが、はるかに値段が高い。

耐性の問題に加えて、アスピリンの効果には男性と女性でいくらか違いがあるようだ。健康な女性を対象とした十年間の研究から、少量のアスピリンを服用しても六十五歳未満の女性には初めての心臓発作の予防効果はないと判明した。六十五歳未満の男性の場合、アスピリンは実際に効き目がある。事実、健康な男性を対象としたある研究によると、アスピリンを一日おきに一錠服用すると心臓病のリスクが四十四パーセント減少した。

アスピリンは出血を引き起こすことがあるので、医師は心臓病のリスクを抱える人に限ってこの目的でのアスピリン服用を推奨する。ここでいうリスクには、心臓病の家族歴、高血圧、もしくは糖尿病が含まれる。また、六十六歳以上の人は誰でも心臓病のリスクがあると見なされる。出血を引き起こすおそれがあるとはいえ、先頃『New England Journal of Medicine』誌に発表された研究によると、アスピリンはプラビックスよりも潰瘍の原因になりにくい。プラビックスを服用する患者は、アスピリンに加えて胸やけの薬を飲む人と比べて十二倍も潰瘍になりやすい。このことは、プラビックスはアスピリンよりも胃に安全だという通説に反する結果だ。

推定で二千三百万人のアメリカ人がビタミンEのサプリメントを愛用していて、その多くが心臓病を予防しようという目的なのは間違いない。第三章で述べたように、研究ではこの摂取の効能は裏付けられていない。

糖尿病

肥満は心臓病のリスクを高めるだけでなく、糖尿病の格好の標的にもなる。糖尿病は数多くの深刻な身体的合併症と関連がある。心臓病、脳卒中、高血圧、失明、腎臓病、歯周病、神経系へのダメージ、さらには切除手術が必要になる組織の壊死などだ。糖尿病は合併症があまりにも多いため、老化のプロセスそのものとも関連づけて考えられてきた。寿命を縮めたり、肉体の老化を早めたりするおそれのある病気だ。本気で長寿を目指すのであれば、糖尿病が忍び寄るのを防ごうとしなければならず、そのためには血糖値のコントロールを常に心がけなければならない。

推定ではアメリカでの糖尿病のリスクの七十パーセントが太りすぎに由来している。この国の胴回りが大きくなり続けていることを考えると、糖尿病患者の数が急増しているのも当然の結果だ。

アメリカ糖尿病協会は、今では二千八十万人のアメリカ人が糖尿病だと推定していて（二〇一九年の数字では三千七百三十万人）、その九割が二型糖尿病だ。二型糖尿病の場合、糖、でんぷん、そのほかの食べ物をエネルギーに変換するために必要なホルモンのインスリンを、体が十分に分泌しない、もしくは正しく使用しなくなる。肥満は血糖値を上昇させるとともにインスリン抵抗性を高めるため、状況をより悪化させる。

アメリカ糖尿病協会によると、六百万人以上のアメリカ人が自分は糖尿病だと自覚していない。糖尿病の予兆としては、喉の渇き、空腹、疲労感、排尿（特に夜間）の増加がある。また、目のかすみやなかなか治らない痛みもある。四十五歳以上で太りすぎの人は糖尿病の検査を受けるべきだ。医師が空腹時血糖値を調べてくれる。気になる人は検査を依頼するといい。

少数民族の人、糖尿病の家族歴がある人、高血圧の人、ＨＤＬ（善玉）コレステロール値の低い人、もしくはあまり運動しない人は、糖尿病のリスクがより高い。妊娠糖尿病の女性、もしくは体重九ポンド（約四千八十グラム）以上の赤ん坊を出産した女性もリスクが高い。

糖尿病はおおむね、年を取るにつれて一般的になるが、アメリカでは肥満の大流行のせいでより若い世代でのリスクもより高まっている。約四千百万人のアメリカ人が前糖尿病と呼ばれる状態にある。これは血糖値が通常よりは高いものの、糖尿病との診断が下るほどは高くない状態を指す。

こうして私が書いている間にも、この国の少数民族にとってはさらに悩ましい数字になっているようだ。連邦健康調査において報告された統計によると、四十歳から七十四歳までのアフリカ系アメリカ人で糖尿病の人の数はこの十年で二倍以上に増えた。黒人の間での患者数は白人の二倍に近づきつつある。ヒスパニック系の人も糖尿病がかなり多い。ＣＤＣによると、ヒスパニック系の人の糖尿病率は同じ年齢の白人の二倍に近い。

アメリカ国内の糖尿病患者の数は今後二十年間で二倍以上に増えると予想されている。複数の推計によると、二〇二五年にはアメリカ人の四人にひとりが糖尿病になるとのことだ。

体重

二型糖尿病の発症には生活様式が重要な役割を果たす。心臓病の場合と同じように、健康的な食習慣と運動が糖尿病を避けるためには大切だ。それに加えて、胴回りも二型糖尿病の予測因子として有効らしい。心臓病と同じく、胴回りはボディマス指数（ＢＭＩ）よりも有効な予測因子だと考えられる。ＢＭＩは単に体重（キロ）を身長（メートル）の二乗で割った数字だ。

運動を伴う適度な体重減でも血糖値を下げてインスリン感受性を改善することが可能で、本格的な糖尿病の発症を予防する助けになる。ある推定によると、太りすぎの人が食事や運動を通じて体重の五パーセントから七パーセントを減らせば、糖尿病になるリスクを半分に減らすことができる。例をあげると、体重二百五十ポンド（約百十三キロ）の人が十二・五ポンド（約五・六七キロ）だけ減少できれば、血糖値が下がってインスリンの反応も改善されるということなのだ。

栄養
一般論として、糖尿病になるリスクがある人に対する簡単なアドバイスがある。まず、食べる量をコントロールすることに本気で注意を払う。そして、脂肪の摂取を総カロリーの約二十五パーセントに抑える。さらに、もっと果物と野菜を食べる。

私が大いに興味をそそられたことがある。脂肪分の非常に少ないベジタリアンの食事は、糖尿病にとても効果があるらしいということだ。それまでインスリンによる治療を受けていた人の三分の一以上が、この食事に変えてから薬をやめることができた。それと同時に、血糖値とコレステロール値も減少した。二万五千人以上のセブンスデー・アドベンティスト信者を二十一年間にわたって追った研究者たちは、ベジタリアンの間ではほかの人たちと比べて糖尿病が少なかったと発表した。

たとえベジタリアンではなくても、食事中の果物と野菜を増やして飽和脂肪酸を減らせば、糖尿病を発症する可能性を低くする助けになる。心臓病と同じように、全粒穀物、ナッツ類、大豆蛋白、大麦やオーツ麦などの穀物繊維を食べることは、糖尿病のリスクを減らすと考えられる。最良の糖尿病食について混乱している人がいるとしても、それはあなただけではない。-ose（lactose（ラクトース）など）または -ol（sorbitol（ソルビトール）など）で終わる食べ物は絶対に避けるべきだという話を聞いたことがあるかもしれない。ところが、必ずしもそういうわけではない。さらに一歩踏み込むと、無糖の食べ物だけに限定しなくてもいい。たとえ糖尿病であっても、糖分を取ることはできる。ただし、ほとんどの場合と同じように、適量にとどめることが鍵で、もうひとつ大切なのは良識のある食べ物の選択だ。

まずはふたつのことを定義しておこう。-oseというのは自然由来の糖のことで、例えばフルクトース（fructose）は果物に含まれる糖だ。-olはアルコールに含まれる糖を指す。糖尿病患者がこれに多くの注意を払っている理由は、糖と炭水化物は処理が難しいからだ。健康な人の体は消化の際に食べ物からの炭水化物を様々な糖分子に変換する。これらの糖はそれに続いて、体が使用する主要な燃料のグルコースへと主に変換される。インスリン（膵臓が分泌するホルモン）の助けを借りて、グルコースは細胞内に入り、体にエネルギーを提供する。

しかし、二型糖尿病の人の場合は、膵臓が十分なインスリンを分泌しない、もしくは筋肉などの組織がインスリンへの耐性を持つようになった、もしくはその両方が当てはまる。その結果、糖が血流中に蓄積し、疲労やしびれから腎臓の障害や失明に至るまで、あらゆる種類の問題を引き起こす。

そのため、医学の歴史のほとんどを通じて、糖尿病患者はあらゆる糖の摂取を避けるべきだと信じられていた。しかし、この十年ほどの間で、賢明な医師と患者たちが伝統的な糖尿病食に異議を唱えるようになった。食生活全般で炭水化物をどのように取り入れているのかが、どうやら本当に重要なことらしいと判明している。あなたが糖尿病について心配しているなら、すべての糖を避けることよりも、食べる炭水化物の種類と、それを摂取する頻度に注意を向けることの方が重要だ。

「よりよい」炭水化物を食べることで糖尿病のリスクを減らすことができる。炭水化物は体の主要なエネルギー源だ。炭水化物は糖分子で、分解してグルコースになる。より短時間で分解する炭水化物は血糖値スパイク（食後に血糖値が急上昇した後、急降下すること）を引き起こし、糖尿病（および心臓病）のリスクを高める。より緩やかに分解する炭水化物は血糖値のごく小さな変動を引き起こす。

血糖値スパイクが悪いのは、膵臓にインスリンの分泌の急増を促すからだ。そのことが繰り返されると、やがて血糖値スパイクのせいで体はインスリンへの反応が鈍くなる。その最終結果が糖尿病だ。

では、「よい」炭水化物とは何だろうか？　炭水化物は「グリセミック・インデックス（GI値）」と呼ばれる基準で分類される。この尺度は炭水化物を含む特定の食品を食べた後に、血糖値がどの程度までどれだけ短時間で上昇するのかを測定する。最も健康な炭水化物はゼロ、最も健康ではない炭水化物は百になる。

精糖やコーンシロップを含む食品はGI値が非常に高い。例えば、平均的なドーナッツのGI値は七十六だ。残念なことに、ほとんどの西洋人はGI値の高い炭水化物がたっぷり含まれた食べ物をあまりにも多く摂取している。加工食品もGI値が非常に高いという傾向がある。白パンのGI値は七十一以上、フライドポテトのGI値は七十五。それに対して、リンゴ、オレンジ、ブドウなどの果物はGI値が低く、多くの豆類も同様だ。玄米、オーツ麦のシリアル、全粒小麦粉を使ったパンやスパゲッティはその中間に当たる。

特定の食品のGI値を調べたいと思ったら、シドニー大学の科学者と栄養学者が運営するウェブサイトglycemicindex.comを閲覧するといい。GI値が低い食事に切り替えたいなら、オーツ麦、大麦、ふすまの朝食用シリアルを食べること、サワードウ、全粒穀物、もしくは石臼挽きの小麦粉から作ったパンを食べること、食事でのジャガイモの量を減らすこと、白米からバスマティライスあるいは玄米に切り替えること、を推奨している。

未来学者のレイ・カーツワイル氏は、食事からGI値の高い炭水化物をすべて排除することで、二型糖尿病を治すことができたと主張する。彼が言うには、食事からそれらを完全に取り除く方が、摂取するGI値の高い炭水化物の総量を減らすことよりも簡単だったということだ。「食生活の大部分ででんぷんや糖の摂取をやめないでいると、それらに対する欲求を持ち続けることになる。それらを実際に大きく減らすことができれば、欲しいという気持ちもなくなる」カーツワイル氏は私とのインタビューで語った。

私は食事から炭水化物を完全に排除することを勧めているのではない。食べる炭水化物のGI値を低くするように促しているだけだ。

『The Joslin Guide to Diabetes: A Program for Managing Your Treatment』と『16 Myths of a Diabetic Diet』内の情報も、こうした単純な事実に基づいている。有名なジョスリン糖尿病センターの専門家によると、誕生日にケーキを食べてもいいし、外でディナーを食べてもかまわない。炭水化物の計算方法を理解し、時に特定の食品を制限する必要があるだけなのだ。ちなみに、このアドバイスは単に減量したいという人にも有効だ。

また、気になっている人のために触れておくと、人工甘味料はどれも同じというわけではない。

いちばんいい人工甘味料を選びたいのならば注意が必要だ。「無糖の」「シュガーフリーの」「砂糖無添加の」はそれぞれ意味が大きく異なる場合があるので、糖尿病患者にとっては重要だ。糖アルコールのような栄養甘味料もしくはカロリー甘味料は、カロリーを添加していて血糖値に影響を及ぼす。一方、アスパルテーム、スクラロース、サッカリン、アセスルファムカリウムのような非栄養性甘味料もしくはノンカロリー甘味料は、広範な検査の結果、糖尿病患者も含めた一般の人が使用しても安全だと見なされてる。

糖尿病のコントロール

- 健康的な体重を維持する。
- 果物と野菜を多く含む健康的な食事を取る。
- 定期的に運動する。
- 脂肪の摂取を控え、一人前の量をコントロールする。
- 炭水化物を計算する

こんにちでは、栄養、食生活、炭水化物について私たちが学んだすべての結果から、糖尿病食は一変した。糖を完全に排除するよりも、一定の量の炭水化物を、一回の食事でまとめて食べるのではなく、一日の間で分けて食べることについて考える方がいいとされる。例えば、ほかの食事の時に糖を減らすならば、ピーナッツ入りのM&Mのチョコレートを数粒食べてもかまわないのだ。

それでは、-olについてはどうなのだろうか？　一見したところ、糖アルコールは糖尿病患者にとってよさそうに思えるかもしれない。一般的な糖よりもカロリーが低いし、体がよりゆっくりと吸収するので血糖値の上昇もより緩やかだ。ただし、覚えておいてもらいたいのは、糖アルコールを含む食品が通常はカロリーに関係するほかの成分を多く含んでいること、および糖アルコールに緩下剤効果があるということだ。そのため、そうした食品を買う時には必ずすべての成分をよく読むといい。すでにおわかりと思うが、絶対的な糖尿病食などというものは存在しないし、糖尿病患者は代わり映えのしないまずい食事を我慢して食べる必要もない。いくつかの簡単なルールに従えばいいだけなのだ。

将来

過剰な体重を抱えていることがより長い人生の探求の足を引っ張ることに疑いの余地はない。四十歳でやや太りすぎという程度の人でも、人生の三年分以上に別れを告げる運命にある。肥満の域に達すると、十年近くを失うことになる。よく考えてみてほしい――容易に修復可能な問題のせいで、人生のほぼ十年間が失われるのだ。まず、食べ物が豊富で運動量が乏しい私たちの社会において、あまりにも頻繁に起きていることを心に留めておこう。たくさんのカロリーとデスクワーク中心の生活様式が一緒になると、膵臓は余分な血糖を処理するために十分な量のインスリンを分泌しようと、フル回転する必要がある。時がたつにつれて、この余分な血糖が内臓脂肪になる。やがてこのことが代謝状態の変化につながり、非常に多量のインスリンを分泌することになるが、体はそれに対する反応が鈍くなる。その結果として起こりうるのが、糖尿病、高血圧、腎臓病、心臓病なのだ。

太古の時代、食べ物は確実に手に入るものではなかったため、私たちの体は摂取したすべてのカロリーを無駄にしないための能力を発達させてきた。事実、私たちの体内には、脂肪をすべて取り込み、腹部に蓄積するよう体に対して常に指示を送るインスリン受容体遺伝子が存在する。このインスリン受容体遺伝子は、人類が狩猟と採集で食べ物を確保していた時には大いに役立った。獲物がない時期の飢えから私たちを守ってくれたのだ。先進国に暮らす大半の人にとって十分な食べ物の入手が大きな問題ではなくなった現在では、インスリン受容体遺伝子の存在そのものが大きな問題になってしまった。私たちの社会は進化した一方で、体のある側面は進化していないのだ。では、この遺伝子のスイッチを切ることができたらどうだろうか？　高いカロリーとカウチポテトの生活様式を体が相殺できるようにしたらどうだろうか？　余分な血糖が脂肪に変わる前に――私たちが肥満、糖尿病、心臓病に通じる道を歩み始める前に――それを一掃することができたら？　いつの日か、私たちはそんな能力を手にすることだろう。世界中の科学者たちが、肥満およびそれに関連する心臓病、脳卒中、糖尿病を過去のものにするために、この遺伝子にどうやって手を加えればいいのかを調べている。健康や体調についての講演をする時、私は将来についての質問を多く受ける。いつの日か、科学の力は苦痛のないカロリー制限食の可能性を私たちに提供できるかもしれない。その時が訪れたら、皆さんにもちゃんと教えることを約束する。幸運なことに、私たちはその時が来るまで待つ必要がない。心臓の疾患、脳卒中、糖尿病がどのように発症するのかについて理解を深めたのだから、読者の皆さんは今すぐに長寿を目指すための日々の選択にいくらかの簡単な変化を与え始めることができるはずだ。

ドクター・グプタからのメッセージ

- ✓リンゴ型の腹部をなくす。
- ✓しっかりとした知識を備えたうえで医師の診察を受けること。家族歴について、および心臓病と糖尿病を検知するために必要になるかもしれない検査について知っておくこと。
- ✓コレステロール値がコントロールできない状態ならば、より健康的な食事（ブルーベリー、トマト、オクラ、ナスを含む）への転換と、スタチンの服用を真剣に考えること。
- ✓しっかり睡眠を取ること。体重を減らす助けになる。
- ✓より賢く食べること。食事中の「パワーフード」を増やそう。
- ✓軽いウエイトトレーニングは大きな結果をもたらす――あと、大きく割れた腹筋も。
- ✓自分のＣＲＰ値を知っておくこと――それはあなたが思うよりも大切だ。

第八章　明るく生きよう

レオナルド・エイブラハムさんはタリータウンで生まれ、九十五年間の生涯のすべてをニューヨーク市の北に位置するそののどかな村で過ごしてきた。息子たちは成長し、ずっと前に家を出ていった。妻を亡くした後は四十年以上もひとりで暮らしてきた。それなのに、かつて技師として働いていたエイブラハムさんは寂しくないと言う。息子の家族や親戚たちと頻繁に連絡を取る。読書をする。ガーデニングをする。これまでに世界各地を旅行したが、まだ訪れたことのない南米大陸を巡るクルーズに参加したいと語る。

「今でも頭はしっかりしているから、自分が年寄りだとは思わない。頭の回転と同じように体も動いてくれれば、言うことなしだ」彼は私に伝えた。

エイブラハムさんは自分の長寿が遺伝のおかげだと言う。母親は百二歳、父親は八十五歳まで生きた。けれども、私は会って数分のうちに、エイブラハムさんにはかなりの高齢まで元気な人たちの多くに共通の特徴が見られるとわかった。それは陽気な性格だ。九十代やそれよりももっと高齢まで生きる人たちは、つらいことへの対応がほとんどの人たちよりも上手にできるし、人生における思いがけない出来事にも適応できるし、新しいことを学ぼうとする興味を維持できるし、前向きな姿勢がにじみ出ているようなのだ。もう立ち直れないと思われるような個人的な悲劇や身体的な苦難を耐え忍んできたにもかかわらず、そうした人たちの多くは陽気で、新しい経験にも積極的だ。

エイブラハムさんは食事をすべて自分で作り、しっかりと食べる。週に何回かは魚を調理し、たくさんの野菜を食べる。主寝室は一階に作られているのが普通な今の時代において、エイブラハムさんの寝室は二階にあり、九十五歳になっても苦もなく階段を上り下りする。実際のところ、エイブラハムさんはこれまでの生涯を通じて活動的だった。七十五歳まで地域のバレーボールチームでプレイしていて、九十歳になっても自宅の芝生を刈っていた。ただし、悪い習慣と無縁だったわけではない。四十五歳か五十歳頃までタバコを吸っていたし、葉巻をやめたのは私と会った二年前のことだ。酒も飲んでいたが、かかりつけの泌尿器科医のアドバイスに従い、今ではたまにビールを飲むくらいだという。

エイブラハムさんによると、普段は起きたらまず新聞を読む。必要な場合には庭に水をまく。洗濯は週に一回、自分でする。近所の人の家を訪れる。ビンテージカーのレストアはもうやらなくなったが、車の運転は今も好きで、もっと若い男性が乗っていそうな車――ＰＴクルーザーを所有している。私が彼に招かれて自宅を訪れた時、銀色の車は汚れひとつない状態で私道に停まっていた。また、もうひとつの趣味の写真にもいまだに熱心だ。自分が撮影した家族や訪れた場所の写真を自慢げに見せてくれた。私はエイブラハムさんと一日一緒に過ごしたが、その短い時間ですでに自分の気分が上向きになり、考え方も少し明るくなったように感じられた。

物事への考え方が違いを生んでいるようだ。五十代になっても現役のメジャーリーガーとしてプレイして野球殿堂入りした投手のサチェル・ペイジ氏は、かつてこんな素敵な質問をしたことがある。「自分の年齢を知らないとしたら、今の自分を何歳だと思うかい?」長寿を目指す私たちも、ペイジ氏の質問を注意深く自問するべきだ——そして、正直に答えるべきだ。

ジャンヌ・カルマンさんのことを覚えているだろうか? 百二十二歳まで生きたフランス人女性だ。彼女の百二十歳の誕生日に、あるジャーナリストが次のように伝えたという話がある。「どうやら来年もお会いすることができそうですね」

するとカルマンさんは間髪を入れずにこう返したそうだ。「もちろんそうでしょう。私の見たところ、あなたはとても健康そうだから」

だが、楽観主義——人生と老化への前向きな姿勢——は、本当に長生きの助けになるのだろうか? 私がこの章で扱うのはその問題だ。

楽観的なことが最適

最初に、神経科学者たちが脳に関して近年学んでいることを考えてみよう。何年もの間、脳は不変の存在だと考えられていた。私たちはある決まった数の脳細胞を持って生まれ、それらが発育期の間に結びつき、老齢に近づくにつれて徐々に機能しなくなっていくのだと。

現在では、機能的磁気共鳴画像法(ｆＭＲＩ)などの脳画像技術から、脳は常に変化していて、新たな道筋を、より新たな結びつきを作っているのだとわかっている。実際、私たちの脳は毎秒百万の結びつきを形成する。神経科学者たちは私たちの脳の常に変化する性質を「神経可塑性」と呼ぶ。脳に関するこの新たな理解がもたらした影響はとてつもなく大きい。それはつまり、私たちの生き方――社会的な交流、感情、環境――が、脳の構造に深くて長続きする変化を生むということなのだ。その一方で、脳は体に信号を送り、体はそれを受けてホルモンの分泌を調節したりする。これから見ていくように、私たちの精神生活――私たちが世界をどのように感じ取るか――が、私たちの体に重大な、そして必ずしも有益とは限らない形で影響を与えうる。暗い考え方は実際に身体的な影響を及ぼす可能性があるのだ。

読者の皆さんはおそらく、長年連れ添った夫婦の夫または妻が「失意のあまり」亡くなったという話を聞いたことがあるだろう――配偶者に先立たれた人が、それから数日あるいは数週間のうちに、まるで後を追うかのようにして亡くなってしまうのだ。アメリカ国立老化研究所の資金で実施された疫学研究によると、夫婦のいずれかが死亡した場合に残された配偶者が亡くなるリスクは、配偶者を失っていない同じ年齢のグループと比べて、その後の二年間で男性は二十一パーセント、女性は十七パーセント増加した。

同じ研究から、夫婦のどちらかが重い病気にかかった場合でも、もう一方に深刻な健康上の影響が出ることもあると判明した。興味深いことに、介護する側の配偶者の健康に最も大きな影響を及ぼすのは、命の危険が非常に高い病気というわけではなかった。例えば、特定のがんの場合には、配偶者の死のリスクがまったく増えなかった。女性が膵臓がんあるいは肺がんで入院した場合、これらのがんは死亡率が高いにもかかわらず、その夫が死亡するリスクは低かった。介護する側の配偶者の死亡リスクが最も高い入院原因は、認知症と精神疾患だった。このふたつでは入院した患者よりもその配偶者の方が死亡リスクは高かった。研究ではその理由について触れていなかった。おそらく、そうした精神に影響する疾患の場合、病気がもたらす社会的な影響のせいで配偶者は非常につらいのだろう。夫と妻がそれまでのように夫婦として接することができなくなるのだから。

人生観が脳に対して現実に物理的な影響を及ぼすとは思わない人は、次の研究をよく考えてみるといい。科学者たちは若い頃にトラウマとなる経験をした人たちがプラスのイメージとマイナスのイメージにどう反応するかを調べ、それを対照群と比較した。その結果、親と死別するなどのトラウマを若くして経験した人は、プラスのイメージに対しての反応が薄く、マイナスのイメージに対しての反応が大きいとわかった。また、このふたつのグループでは海馬の構造が異なることも明らかになった。第五章で述べたように、海馬は脳の中央部にある蹄鉄のような形をした部分で、記憶の形成と学習に関係がある。

では、生き方で脳を変えられるのなら、前向きな考え方は長生きの助けになるのだろうか？楽観主義はより長い人生を送る助けになるのだろうか？　その答えは圧倒的な「イエス」になりそうだ。二〇〇二年に『Journal of Personality and Social Psychology』誌に発表された研究によると、老化を前向きに自己認識することで寿命が劇的に伸びることが明らかになった。イェール大学とマイアミ大学の研究者たちがオハイオ州の小さな町の住民を対象とした国民死亡指標を調べた。住民たちは二十三年前に老化の認識に関する調査を受けていた。一九七五年の調査時、その六百六十人はいずれも五十歳以上で、「認知機能に問題なく」、全員が人口一万五千人のある町の住民だった。

一九七五年の調査で研究者たちは、「年を取るにつれて物事は悪くなる一方だ」「若かった頃よりも今の方が幸せだ」「去年と同じくらい元気がある」に関して、住民たちに「イエス」または「ノー」で答えるように求めた。また、住民たちは「年を取ると、物事は以前に思っていた（①よりもいい、②よりも悪い、③のと同じ）」という文章の（　）からひとつを選択するように求められた。答えには数値が割り当てられ、スコアは一覧表としてまとめられた。

二十五年以上が経過した後、その住民たちがどうなったのかを調査したところ、驚くべき結果が判明した。老化に対してより前向きな自己認識を持っていた人たちは、平均で七・五歳も長生きしたのだ。この優位は、研究者たちが年齢、性別、社会経済的な地位、孤独感、機能的な健康状態を考慮に入れて調整を行った後も残っていた。老化に関してよりよい考え方を抱いている人たちは、年齢にかかわらず——たとえ健康状態がほかの人たちよりも悪い場合であっても——よりよい生存率を示した。

これはたまたま得られた結果でもなかった。オランダの研究者たちが六十四歳から八十四歳までの男性五百人以上を十五年間にわたって追跡調査した。調査の開始時点と、十五年間の調査期間中に二回の計三回、研究者たちはそれぞれの男性に対して、「私は今も人生に大いに期待している」「これから先、自分に訪れることが楽しみではない」「私の日々はゆっくりと過ぎているように感じる」「私にはまだ計画がたくさんある」に関して完全に同意するか、一部同意するか、同意しないかを訊ねた。これらの質問に対する答えから、研究者たちは調査の参加者たちの「性格的楽観主義」を判定した。調査が始まった一九八五年に楽観主義だった人は、調査が終了した二〇〇〇年までに心臓病もしくは脳卒中で亡くなる事例が五十五パーセント少なかった。心臓疾患の家族歴や思わしくない健康状態によって悲観的になり、心臓病や脳卒中の割合が高くなったのではないかと思う読者もいるかもしれない。あるいは、悲観的な人は喫煙者が多く、そのため心血管疾患で死亡するリスクがかなり高まったのだろうと予想する人もいるかもしれない。しかし、オランダの研究者たちはそうしたリスク要因も考慮に入れたうえで結果を算出していた。どういうわけか、楽観的な人たちは西側諸国でトップの死因を回避することがはるかに上手だったのだ。

二〇〇六年に『Archives of Internal Medicine』誌に発表されたこの驚くべき結果に対して、論文の執筆者たちは科学的な説明ができなかった。楽観主義者たちの結果がそれほどまでよかった理由を、推測するしかなかった。おそらく、楽観的な人たちは逆境への対処の仕方がより上手なのか、あるいは病気にかかった時に自分の体をより気遣うのかもしれない。楽観的な人は健康的な生活を送り、より大きな社会的サポートを受けやすいからではないかとの見解を示す人もいた。

ミネソタ州の外来患者を対象とした研究でも、同じような劇的な結果が見られた。「楽観的か悲観的か」の性格テストを受けてから三十五年後、悲観的な人たちは自己申告による身体機能と精神機能がより悪く、生存率も全体的に低かった。たとえ生まれつき悲観的な人でも、楽観主義者のように振る舞うことはできる。それだけでも行動を起こし、知識を得て、解決策を求めやすくなるだろう。

もちろん、非常に重要なポイントを混同してほしくない。人生への態度は鬱病とは別物だ。鬱病は投薬治療が必要な臨床症状に当たる。鬱病の場合は希望的観測をもってしても役に立たない。医師の診察を受けるべきだ。

考え方と長寿

だが、楽観主義と前向きな考え方が役に立つならば、それはどのような仕組みなのだろうか？そのことが研究者たちを悩ませてきたが、イギリスの研究者がいくつかの手がかりを発見した。彼らは手始めにふたつの可能性を調べた。ひとつは、すでに私が述べたように、前向きなことが好ましい健康習慣や生活様式と関連していたのかもしれない。言い換えれば、人生に満足している人は自分の体にも気を配っていたのだ。逆の見方をすれば、人生に不満を持つ人は不健康な行動に陥りがちだったということになる。研究者の指摘によると、喫煙は心理的な苦痛と関連があり、不安を抱いていたり気分が落ち込んでいたりする人は運動をしない傾向があるということだった。

ふたつ目の可能性は、その人の人生観が中枢神経系を通じて免疫反応などの生体系に影響を及ぼしたのかもしれないということだ。研究者たちは一日を通して心拍数と血圧を測定した。また、二時間おきに（唾液中の）ストレスホルモンのコルチゾールを測定し、二十分おきに幸福度を一から五までの段階で答えるように求めた。すると次のような結果が出た。より幸せだと答えた人ほど、心拍数が低くなり、コルチゾールの値も低くなったのだ。

アメリカ合衆国保健福祉省は、それとは逆の面から調査を実施した。アメリカ人がどのくらいの頻度で「悲しい」「価値がない」「希望がない」と感じているのかを調査したところ、三・二パーセントが常に、あるいはほとんどの時間、悲しいと感じると回答した。女性が悲しいと感じる頻度は男性の二倍だった。また、常に、あるいはほとんどの時間、自分には価値がないと感じる女性は、男性よりもかなり多かった（女性の二・三パーセントに対して、男性は一・五パーセント）。

調査の結果は？

アメリカに暮らす私たちはどれくらい幸せなのだろうか？　二〇〇六年のピュー研究所による調査では、アメリカ人の三十四パーセントが「とても幸せ」だと答えた。五十パーセントが「まあまあ幸せ」で、十五パーセントが「あまり幸せではない」と回答した。合計しても百にならないと気づいた人のために言っておくと、残りの一パーセントは幸せかどうか「わからない」との回答だった。

　調査によると、結婚は私たちをより幸せにする傾向がある（男性も女性も等しく）。定期的に礼拝することも同様の結果だった。健康な人の方がより幸せな傾向にある。大卒者の場合も同じ。共和党支持者の方が民主党支持者よりも幸せ。どちらの支持者も支持政党がない人よりも幸せ。白人とヒスパニック系は黒人よりも幸せ。サンベルト（アメリカのカリフォルニア州からノースカロライナ州にかけての、北緯三十七度線以南の温暖な気候の地域）に暮らす人はほかの地域に暮らす人よりも幸せ。「常に」せかされていると感じている人は、「時々」せかされていると感じる、またはせかされている感じることが「ほとんどない」人よりも幸せではない。

　意外なことに、私たちは年齢を重ねるにつれてより幸せになる傾向がある。ピュー研究所の調査によると、若い男性（十八歳から二十九歳）が最も幸せではなかった一方で、六十五歳以上の男性が最も幸せだと回答した。婚姻状態の調整を行うと、子供を持つ親は子供のない夫婦よりも幸せだという回答が少ないことがわかった。また、食と住の基本的な必要を満たすと、お金はそれほど大きな幸せをもたらさない。しかし、同調査では、最もお金を稼いでいる人（十五万ドル以上）は「とても幸せ」と回答する傾向が高かった。それはきっとお金そのものによるものというよりも、自分の分野での達成感から得られるものに違いない。

悲しさが最も高かったのは北東部の人、および離婚した人、あるいはパートナーと別れた人だった（配偶者を亡くした人よりも高かった）。中西部の人、および結婚している人が悲しいと感じる傾向は最も低かった。興味深いことに、北東部の人は総じて悲しいと感じている割合が最も高かったが、常に、あるいはほとんどの時間、自分には価値がないと感じる傾向は最も低かった。無価値だと感じているのが最も多かったのは南部の人だった。

こうした結果から、「ニワトリが先か、卵が先か」の疑問が生じる。大学を卒業して成功した人生を送っているから人は幸せなのか、それともその反対なのか？　幸せな人だから、成功した人生を歩んでいるのか？　私たちの多くにとって、幸せが教育的および経済的な成功を生み出しているのであって、その逆の関係ではないということはありうるのだろうか？　カリフォルニア大学バークレー校のソニア・リュボミアスキー氏と同僚の研究者たちは、その点を調査することに決めた。幸せと成功に関するそれまでの調査は、成功が幸せにつながっているのであって、その逆ではないと見なす傾向があった。

この基本的な前提に疑問を投げかけるために、リュボミアスキー氏はミズーリ大学のローラ・キング氏、ギャラップおよびイリノイ大学アーバナ・シャンペーン校のエド・ディーナー氏とともに、二十七万五千人を対象として人生の成功と幸福感との関連を調査した。リュボミアスキー氏たちは三つの異なる種類の研究――合計すると二百二十五の研究結果を調べることで、この作業に取り組んだ。その三種類の研究とは、同じ人たちのグループを長期間にわたって追跡調査する縦断研究、異なるグループの人たちを比較する横断研究、測定結果に何が起きるかを見るために制御された条件下で変数を変える実験的研究だった。

研究者たちの結論は、幸せな人たちは新しい目標を求め、それに着手する傾向が高いというものだった。このことが今度は前向きな感情を後押しする。幸せな人は、満ち足りた結婚、高収入、優れた仕事の成果、地域社会との関わり合い、壮健さをより得やすい、研究者たちはそう結論づけた。

「いずれの研究も、重要な成果や、充実して生産性の高い仕事、満足のいく人間関係、優れた精神的および身体的な健康と長寿といった繁栄指標に先行して、幸福感が存在していることを示している」リュボミアスキー氏と共著者たちは『Psychological Bulletin』誌に発表された論文でそのように記した。

次のような事例もある。アカデミー賞の受賞者は、ノミネートされたものの受賞を逃した人よりも平均すると三・九歳長生きする。これはトロント大学の医学教授ドナルド・レデルメイヤー氏の計算結果だ。彼によると、主演および助演でのオスカー受賞者の平均寿命は七十九・七歳、「敗者」の平均寿命は七十五・八歳だった。

幸せそれ自体が良好な健康を保証する魔法の薬ではない。ヒマラヤ地方の国ブータンの国王は、「国民総幸福量」と呼ばれるものにどれだけ影響を与えるかに基づいて公共政策を決定するが、ブータンの平均寿命――男性が六十一歳、女性が六十四歳――はアメリカ（男性が七十五歳、女性が八十歳）やほかの先進国と比べるとはるかに低い。

楽観主義だけが長寿につながる確実な道筋というわけでもない。ギャラップ国際協会によると、アフリカの人たちは世界で最も楽観的だが、あいにくこの明るい考え方をもってしても、飢餓、ＨＩＶ、悲しいまでに短い寿命などの悲惨な状況からアフリカ大陸の人たちを救うことができずにいる。

ストレスがたまっている？

それでは、具体的には何が幸福感と長寿を結びつけているのだろうか？　研究者たちは楽観主義と良好な健康状態を結びつけているものがストレスだという考えに傾きつつある。「コップに水が半分も入っている」と見なす人や、挫折にぶつかってもそれは克服するための挑戦だと考えるタイプの人ならば、「コップに水が半分しか残っていない」と見なす人や、挫折を自分の手に負えないものだと考えるタイプの人よりも、おそらく感じるストレスが少ないはずだ。マサチューセッツ州チェスナットヒルの心身医学研究所では、生活における打ちのめされるようなストレスを減らすことで健康の改善を助けようと取り組んでいる。同研究所にはがん、慢性的な痛み、心臓病のほか、喘息やアレルギーなどの病気を患う人のための特別なプログラムがある。「医師の診察を受ける人の六十パーセントから九十パーセントはストレス関連だ」人身医学研究所の所長で、ハーバード大学医学部教授のドクター・ハーバート・ベンソンは言う。ベンソン氏は一九七五年のベストセラー『The Relaxation Response』の著者でもある。ベンソン氏は四十年以上にわたり、伝統医学の範囲を超えて、強力なツールとしての心の力を調べてきた。

「ストレスを避けることは不可能だ」抜けるような青空が広がった気持ちのいい六月のある日に私が訪問した時、ベンソン氏は語った。それどころか、「ストレスは大きくなる一方だ。私たちはストレスに対して具体的に対抗するためのアプローチを提供する」ベンソン氏のアプローチは瓶に入っていたり処方箋が必要だったりする類いではない。彼は自身が「リラクゼーション反応」と呼ぶものによって心の力を役立てる。リラクゼーション反応とは生理学的にストレス反応の対極にあるもののことだ。

まず、ここではストレスを圧倒的なまでの身体的もしくは精神的な難題――あるいはそれが予想される状況――と定義しよう。不安と不確実性がストレスを引き起こす。極めて競争的な環境もストレスの原因になる。変化もストレスのもとで、たとえいい方向への変化であっても同じだ。ストレスは人によって異なる。ある人にとってはストレスでも、同じことが別の人にはストレスにならない場合もある。高速道路での運転をストレスに感じる人もいれば、戦場の上空でヘリコプターを平然と操縦できる人もいる。私たちの人生への向き合い方が、ある特定の状況に対してどれだけストレスを感じるかに影響を及ぼす。同じ事実に直面していても、楽観的な人はその中にチャンスを見出すかもしれないし、悲観的な人は問題となることしか目に見えないかもしれない。同じように、楽観主義や自信は問題を克服可能なものとして受け止める助けになる。悲観主義や自信の欠如は同じ問題を乗り越えられない存在にさせてしまう。

ストレスは人生のあらゆる側面に影響を与えるが、必ずしも悪いものとは限らない。ストレスは生活において普通に存在するもので、それが私たちにやる気を起こさせることもある。例えば、持続的なストレス因子が寿命を縮めているかもしれないとわかっている一方で、私はある程度のストレスが生きがいになっているし、挑戦が人生を充実させているように感じる。脳の手術を執刀することや、主要な国際的テレビネットワークの主任医療担当記者を務めることは、いずれも私が欲しているストレスのレベルだ。一方で、脳の手術をしたり、カメラの前に登場したりすることが、とてつもないストレスに感じる人もいるだろう——それは訓練や能力とは関係ない（四十パーセントのアメリカ人は人前で話すことを恐れていて、高いところや飛行機が怖いという人よりも多い）。

ストレスを経験する時、私たちの体の中では何が起きているのだろうか？　まず、私たちの体は、動物の場合とほとんど同じような形でストレスに対応する仕組みになっている。ストレスを感じると、私たちは体に戦うか、それとも逃げるかの準備をさせる。普段よりも強く、動きが素早く、用心深くなる。女性が下敷きになった我が子を救うために車を持ち上げた、あるいは重傷を負った男性が助けを求めて何キロも歩いた、という話を聞いたことがあるはずだ。生死がかかっている時、体にはものすごいことをする能力が実際に備わる。

では、この「戦うか逃げるか反応」はどのような働きなのだろうか？　実は信じられないほど論理的なのだ。スピード、力、用心深さが即座に必要な場合、人はエネルギーを必要とする。エネルギーを得るために、体は脂肪と筋肉細胞に信号を送る。また、このエネルギーをできるだけ早く伝達する必要がある。そのためにエピネフリン（アドレナリン）とノルエピネフリンが急増して呼吸を速め、心拍数と血圧を上昇させ、エネルギーとなる栄養分と酸素ができるだけ短時間で体中に行き渡るのを助ける。戦うか逃げるか反応の際のそのほかのストレスに関連する変化として、痛みの鈍化と記憶の向上がある。これらはすべて、生きるか死ぬかの状況から脱するのを助けるための、体の賢明な反応だ。

また、体の中には、生きるか死ぬかの状況においては重要でない機能があり、体はそれらを緩やかにする、あるいは一時的に停止させる。例えば、消化や免疫反応は抑制され、性衝動も減少する。

そのため、常にストレスにさらされているのが体によくないことなのは当然に思える。戦うか逃げるか反応は、比較的短時間の対決あるいは危機への対処を助けるための仕組みだ。長期にわたって作動することは想定されていない。四六時中ストレスを受けていると、体は短期エネルギーを絶えず筋肉に送り込み続ける。そうなると、私たちは予備のエネルギーを蓄積できない。その結果、より疲れやすくなる。また、ストレスは代謝に変化をもたらすため、糖尿病にかかるリスクを高める。心拍数と血圧が常に高めの人は心臓血管系に負担がかかっていて、高血圧、不整脈、心臓発作のリスクを高めている。免疫系を長く抑制しすぎていると、感染症にかかりやすくなる。仕事がいつにも増してきつかった週の終わりにはどうして鼻の調子が悪くなるのか、そんなことを不思議に思った人はいないだろうか？　そのほかのストレスに関連した疾患として、潰瘍、アレルギー、喘息、偏頭痛、肥満がある。第五章で学んだように、ストレスはアルツハイマー病のリスクも高める。また、ストレスは不妊症の一因にもなりうるし、月経前症候群（ＰＭＳ）や持病を悪化させる場合もある。

ストレスを吹き飛ばす

大小様々な理由から、私たちの生活におけるストレスを減らすことが大切だ。もちろん、言うだけならたやすいが、いざ実行するとなると難しい。ストレスに対処するための健康的な方法がある。楽しみながらできるやり方もあるかもしれない。運動がストレスを解消する格好の方法だという人もいる。瞑想や祈禱《きとう》で生活に平穏をもたらすという人もいる。机に座って深呼吸を繰り返すこと、あるいは口を閉じたまま目をぎゅっとつぶることも、ストレスの解消法だと言われる。そのほかに、ヨガ、マッサージ、癒し系の音楽、温浴などを勧める人もいる。友人またはカウンセラーと話をすること、あるいは自分のストレスについて書くことも役に立つと言われる。セックスもそうだ。

ストレスを避けるためには、考え方を改めてみよう。たとえ忙しい日であっても、気持ちを落ち着かせ、リラックスするための時間を割く。ストレスのかかる状況を脅威ではなく、挑戦だと考える。最悪のシナリオを想定し、それが起こる可能性を考慮する。自分でコントロール可能なことを判断し、その結果を変えるためにできる限りのことをしてきたかどうかを見極める。

ベンソン氏の心身医学研究所が患者に教えているのはリラクゼーション反応を誘導する方法だ。彼の言葉によると、この行動は最初期の文明にルーツがあるという。そうすることで思考の力によって血圧、心拍数、代謝、呼吸数を下げ、明晰さと幸福感をもたらすことができるそうだ。

ベンソン氏によると、呼吸に神経を集中して日常の思考の流れを断ち切ることで、リラクゼーション反応を引き起こすことができるそうだ。私たちは繰り返しを通じてそれができるという。単語や音、祈りの言葉、あるいは体の動作を繰り返す。瞑想、祈禱、ヨガ、太極拳、あるいはジョギングなどによって可能だと述べた後、ベンソン氏は自分が推奨することのすべてを裏付ける科学的根拠があるとすぐに付け加えた。事実、最新の神経科学によると、習慣的に瞑想する人の脳のスキャンを見ると、そうではない人よりも老化が少ないとわかっている。

優しい牧師のような見た目のベンソン氏は、リラクゼーション技法を私に教えてくれた。まず、自分にとって心地よい言葉をひとつ選ぶ。私は「gentle（穏やかな）」にした。そして息を吐くたびに、その言葉を繰り返した。正直なところ、普段ぴりぴりしていることの多い私は、このやり方が本当に効くのか半信半疑だった。それでも、私はベンソン氏が導こうとしているところに自分の心を持っていくことができた。五分ほどそれを行った後、ベンソン氏は私の顔の筋肉が明らかにさっきよりもリラックスしていると指摘した。たった数分間だったにもかかわらず、ゆっくりと目を開いた私は、あたかも一時間の休息を取ったかのような気分だった。ベンソン氏によると、そのようにして心を遮断することは、体を本来の癒しの状態に戻す助けになるという。
「私たちは過度の緊張、不安、軽度および中程度の鬱病、不眠症、ＰＭＳ、様々なタイプの不妊症など、多くを効果的に治療できる。必要に応じて現代医学に心身の要素を組み込むことで、いずれも効果的な治療が可能だ」

ベンソン氏はまた、多くの「気づき」の瞬間が、ストレスの多い競争的な環境から離れている時――シャワー中、散歩中、ジムでのトレーニング中――に起きるのは不思議でも何でもないと言う。私たちの最高のアイデアの多くは、心がとりとめのないことを考えている時に生まれるものなのだ。
ストレスは日中に身体的な不具合を導くのに加えて、睡眠の妨げにもなる。アメリカ人の五千万人から七千万人は眠りに就くこと、もしくは夜中に眠り続けることに問題を抱えている。私たちの多くは真夜中に目が覚めると、やり残したままにしていたことが心配になる。ストレスで目が覚めた状態のままになり、翌日の疲労がさらなるストレスを増やす。

心と体

クリニックに電話をかけ、予約を取った途端に気分がよくなったという経験がないだろうか？ あるとしたら、それはあなただけの問題ではない。症状は残っているものの、それに対する不安が減るため、気分がよくなるのだ。きちんと話を聞いてくれる医師がいることで、回復に向かっているという気持ちが増すのかもしれない。複数の研究から、診断のための簡単な検査を受けるだけで、その人は検査を受けていない人よりもいい結果が出るということがわかっている。

私たち自身の癒しの力を呼び出すうえで心が持っている力強い効果について疑問を抱く人は、プラセボのことを考えてみるといい。プラセボは「偽薬」とも言い、一般的には本物の薬に見せかけた砂糖などの医学的に不活性な薬のことだ。ほとんどの病院はプラセボの使用を禁止しているし、ほとんどの医師はその使用にいい顔をしない。なぜなら、それは患者に嘘をつくことになるからだ。その一方で、多くの医師たちは不活性な薬にも効果があると信じている。

臨床試験では、患者たちはふたつのグループに分けられる。ひとつのグループは検討中の薬を与えられる。もう一方のグループはプラセボとして薬を模した砂糖を与えられる。被験者たちも、薬を投与する医師たちも、どちらが本物でどちらがプラセボなのかを知らない。これにより、試験は「二重盲検」になる。薬に入っているものからも、薬を投与される方法からも、被験者たちはどちらを与えられているのかわからない。鬱病の臨床試験五十二例を再調査したところ、半分以上のケースでプラセボの方が抗鬱剤よりも効き目があった。抗鬱剤の方がプラセボよりも効果があったのは四十八パーセントにすぎなかったが、重度の鬱病患者に対しては抗鬱剤の方がより効き目があった。

プラセボの効果は心だけにとどまらない。一部の研究からは、プラセボが生理学的な変化をもたらすと明らかになっている。ある研究では、医師がいぼに鮮やかな色の不活性な染料を塗り、患者に対して色が落ちる頃にはいぼも消えると伝えた。すると、いぼは実際に消えた。別の研究では、喘息患者に対して気管支拡張薬を吸入していると伝えただけで気道が開いたという。

プラセボ手術は可能か？

症状への対処ができるとしても、プラセボ手術となるとどうだろうか？　関節炎の患者が偽の手術を受けたとしたら？　本当の手術を受けた人と比べて、どのような変化があるだろうか？　ニューストンVAとベイラー医科大学のドクター・ネルダ・レイは、ベイラー医科大学の臨床外科准教授のドクター・ブルース・モーズリーと、バスケットボールチームのヒューストン・ロケッツとヒューストン・コメッツのチームドクターとともに、それを突き止めようとした。

モーズリー氏は変形性膝関節症の患者百八十人の手術を執刀した。患者の何人かは関節鏡視下手術を、ほかの何人かはプラセボ手術──小さな切開を行っただけ──を受けた。二年後、偽の手術を受けた患者たちは、膝関節への通常の掻爬《そうは》と洗浄を受けた患者たちと同程度の──場合によってはそれ以上の──痛みの緩和を感じていた。また、関節の機能も同じくらい改善したと報告した。

手術から六か月後、医師たちは被験者に対してもう片方の膝の手術も受けたいかどうかを訊ねた。十二人が受けたいと答えた。その十二人のうち、六人はプラセボ群だった。言うまでもなく、整形外科医の少なくない数が研究の結論を喜んでおらず、関節炎の患者への関節鏡視下手術を擁護した。

研究は年間で二十万人以上に執刀され、費用が五千ドルかかる膝の手術を大々的に支持する結果ではなかった。ただし、プラセボ効果の持つ潜在的な可能性については雄弁に物語っている。

この結果は一九五〇年代に行われたカンザス大学の研究結果とよく似ている。こちらの研究では、医師たちが胸の痛みを伴う狭心症に対して、本当の手術と偽の手術を執刀した。偽の手術を受けた患者は全員が手術のおかげで症状が軽くなったと答えた一方で、本当の手術を受けた人で症状が軽くなったと答えたのは七十六パーセントだった。

脳画像を用いたふたつの研究から、プラセボには本物とほぼ同じ効果があると判明した。偽の鎮痛剤を注射すると人間の脳内の鎮痛剤（エンドルフィン）が活性化したし、臨床的に鬱病と診断された人がプラセボを服用すると抗鬱剤を服用した人と同じ脳の部分が活発になった。

懐疑的な人はプラセボ効果を都市伝説扱いし、プラセボによって何らかの病気の治療に成功したわけでは決してなく、病気が自然に治ったにすぎないと主張する。あるいは、プラセボ効果が誇張されている、あるいは単なる偶然なのだとする声もある。具合が悪くなった患者でも、次の日には気分がよくなっていることだってあるのだから。心身医学研究所のベンソン氏は、非常に多くの証拠からプラセボ効果を否定することはできないと語る。

プラセボの治癒力を信じる医師たちは、プラセボ効果の大部分は医師と患者のやり取りからもたらされるのかもしれないと言う。その推論によると、プラセボは治療を施していないわけではなく、本物の薬が存在しないだけだということになる。治療を受ける行為と治療には効果があるだろうと信じることには——少なくとも一部の事例においては——治す力がある。

ただし、脳は常に味方なわけではない。テレビでの薬のCMをよく聞いていると、たいていの場合は最後に頭痛、吐き気、疲労感などの副作用があげられ、「偽薬と同じくらいの可能性があります」と説明がつく。これはどういうことかというと、プラセボ群の被験者たちにも不活性な薬から同じような副作用が出たという意味だ。これは研究者たちが「ノセボ効果」と命名したものだ。「nocebo（ノセボ）」はラテン語で「私は害を与える」を意味する。ラテン語で「私は喜ばせる」を意味する placebo（プラセボ）の「邪悪な双子」としばしば称される。ノセボ効果では、副作用があるかもしれないと被験者が思い込むと、本当に副作用が現れる。この場合も予想が現実を生み出すのだ。

胃がんの患者を対象に化学療法薬とプラセボを投与したあるイギリスの研究では、プラセボを服用した被験者の三分の一に脱毛が、五分の一に吐き気と嘔吐《おうと》が見られた。アナボリックステロイドに関するオーストラリアの研究では、プラセボの被験者はステロイドが原因のにきびや、しばしば「ステロイド攻撃性」と呼ばれる怒りっぽさを訴えた。

ここで改めて、私たちの考え方が健康や幸福感に深く影響を及ぼすことについて考えてみよう。これに関しては、脳に情報を与える感覚神経よりも、脳からの情報を運ぶ感覚神経の方が十倍も多いということにその一因があるのかもしれない。脳は感覚による情報を受け取り、その意味を理解する。トップダウン処理がプラセボあるいはノセボの力を理解する。心がそうだと信じ込めば、感覚は無視されることになる。脳からの信号は私たちの生理機能にもかなり大きな影響を及ぼしているらしい。脳は心拍数から免疫機能に至るまですべてを制御するために、ホルモンをコントロールすることによって、および神経路を通して、体に作用することができる。

人間の心はあなたが思うままに使える信じられないような武器だ。あなたの世界観が実際に生理学的な影響を及ぼしうる。楽観的でいれば、脳は体に作用してあなたをより長生きさせるかもしれない。ずっと不機嫌で人生に対して否定的な見方を持っていれば、健康面でも悪影響を受けるかもしれない。

私はレオナルド・エイブラハムさんから次の誕生日パーティーへの招待を受けているが、実際のところ、彼があとどのくらい生きられるかはわからない。それに彼が長生きをしたいという理由で自分の性格を意識的に前向きにしているとは思えない。けれども、エイブラハムさんは私たちに大切な何かを教えてくれている。長寿の領域では多くの進展が見られているにもかかわらず、今もなお最大の武器となっているのは私たちの心なのかもしれないのだ。体を制御する心の力の使い方については、まだ学習の端緒についたばかりだが、その力が壮大なものかもしれないことはわかっている。未来に何が待っているか、興味をそそられているのではないだろうか？　では、長寿を目指す私たちの歩みを未来に向けてみよう。

ドクター・グプタからのメッセージ

- ✓ 楽観的でいるように努める。それが長生きの助けになるかもしれない。
- ✓ 毎日数分間、リラックスしたり瞑想したりする時間を取る。深呼吸を数回するだけで、驚くような効果がある。
- ✓ 心をのんびりさせ、一日に数回は取りとめもないことを考える。
- ✓ ストレスを避けること。考え方を改めてみよう。
- ✓ 自分の年齢を知らないとしたら、今の自分を何歳だと思うか自問してみよう。
- ✓ 気分がひどく落ち込んでいるなら、治療を受けること。それは心にとっても体にとってもいいことだ。

第九章　未来はすぐそこまでやってきている

レイ・カーツワイル氏は未来を見るために長生きできるよう、あらゆることを手がけている。その目的のため、彼は信じられないほど厳しい食事法と健康法を自らに課していて、毎日二百五十錠のサプリメントを緑茶で流し込んでいる。著述家兼発明家のカーツワイル氏は検査を欠かさない。反応時間、記憶力、触覚感度をはじめ、体内のホルモン、ビタミン、栄養素の値などの生化学マーカーといった各種の検査で自らの状態の測定を行っている。本人の話によると、一九八〇年代に検査を開始した当初、三十八歳という年齢に見合った結果が出たという。五十代後半での検査からは四十歳の肉体を持っているとの結果が出たそうだ。実年齢は十七歳増えた一方で、生物学的には二歳しか年齢が増えなかった計算になる。

目の見えない人のための朗読機を初めて発明し、全米発明家殿堂入りを果たしたカーツワイル氏によると、それは始まりにすぎないという。未来学者としても知られる彼は、あと十年から十五年も長生きすれば、人体に関する知識の大革命の成果をフルに利用できるようになると予測する。現在は百歳前後とされる最大寿命は何十年も延びるだろう。百二十二歳まで生きたフランス人女性のジャンヌ・カルマンさんは例外的な存在ではなくなる。彼女は標準ですらなくなるだろう。先進国の人たちは現段階で見えつつある科学の飛躍的進歩の助けを借りて、彼女の記録を超えるのが当たり前になることだろう。

カーツワイル氏はこれまでの人生において、常に時代を先取りしてきた。まだ十代だった一九六五年、パーソナルコンピューターが世の中に現れるはるか前に、彼は音楽を作曲するコンピュータープログラムを書き、スティーブ・アレン司会のテレビ番組『私の秘密』に出演した。マサチューセッツ工科大学を卒業し、マサチューセッツ州ウェルズリーのカーツワイル・テクノロジーズの会長を務めるカーツワイル氏は、ほかにもフラットベッドスキャナーや最初の商用音声認識ソフトを発明している。科学がいずれは人間の寿命を延ばし始めるだろうと信じている先進的な研究者は彼だけではない。しかし、著作や国内各地での講演を通じて、彼はおそらく最も声高にそのことを主張する人物だろう。『ポスト・ヒューマン誕生 コンピューターが人類の知性を超えるとき』（NHK出版）と『Fantastic Voyage: Live Long Enough to Live Forever』という二冊の著作では、来るべき大変革を絶賛している。

カーツワイル氏は満員の聴衆を前に、もうすぐそこまで来ている長寿ブームについて講演する。どうやら不死は成長産業のようだ。優れた科学者たちはElixir（不老不死薬）やLongevity（長寿）といった名前の会社を次々に設立している。発明家たちも、人間の寿命は現在進められている研究や、まだ思いついていない科学の助けを借りて根本的に変化するという可能性を受け入れている。

カーツワイル氏は大幅な寿命の延びに至るまでの三本の橋を想定する。私たちは今、バイオテクノロジーの大革命の最中にあり、それが一本目の橋だ。十年から十五年のうちに二本目の橋に到達し、がん、心臓病、糖尿病――さらには老化そのものさえも回避するために、私たちの生物としてのプログラムを書き換えられるようになる。私たちは本書での旅路を実質的な不死についての話でスタートさせた。読者の皆さんはありえないと思ったかもしれない。カーツワイル氏はそれがすぐ間近に迫っていると考えている。

「これに関しての進展は飛躍的なもので、直線的ではない――そこが重要な点だ」カーツワイル氏は私に語り、科学は十年間で二倍のペースで進歩していると付け加えた。次のようにも指摘している。「HIVの配列を解析するのに十五年かかった。SARSの配列の解析に要したのは三十一日間だった」

後天性免疫不全症候群（AIDS）を発症させるヒト免疫不全ウイルス（HIV）は、一九八〇年代初めに広がり始めた。重症急性呼吸器症候群（SARS）が流行したのはその二十年後だった。SARSもウイルスによって引き起こされる。最初の症例は二〇〇二年に中国で発生し、二十か国以上に拡散した後、流行は抑え込まれた。研究者たちがウイルスのコードをはるかに短時間で解読できた能力は、遺伝子解析における科学の目覚ましい進歩を示すものだとカーツワイル氏は言う。「最終的には、私たちの生物としてのプログラムをいわば書き換え、すべての臓器を若返らせることのできる非常に強力なツールを手にすることになるだろう」数か月前に面会した時、彼はそう語った。

カーツワイル氏は流行の最先端を行く眼鏡をかけ、おしゃれな髪形をしている。私が頭に思い描いていた先鋭的な科学者像とは異なっていたが、話をしていると話題があちこちに飛び、文の途中で言葉を切ることもあるので、いかにも専門家風の印象を受けた。カーツワイル氏の素晴らしき新たな世界においては、私たちはゲノムをスキャンすることで将来にかかる病気の手がかりが得られ、個人に特化した薬の恩恵を受けることができる。自分たちの細胞とより若いバージョンのものとの取り換えがきくようになる。未来についての彼の最も突拍子もない予言は「ナノボット」と呼ばれる微小なロボットに関するものだろう。それらが私たちの血流内を常に循環し、既知のすべての病気や老化のプロセスの進行を逆転させるというのだ。そしてさらには、その動きがあまりにも速いために今の私たちには予測不可能な今後の科学の進歩がある。カーツワイル氏は自分が少なくとも一千歳まで生きられると予想している。馬鹿げた話だと思うとすれば、それはあなたが面と向かって彼の話を聞いたことがないからだろう。

「死は悲劇だと思う。私たちの人生哲学や宗教の多くは、死というのは実際にはいいものなのだと説明しようと試みてきた。しかし、私たちの基本的な反応では、死とは悲しいものだ。知識と人格の途方もない喪失なのだ」

カーツワイル氏は私たちが実年齢をひとつ重ねるごとに、寿命を一年以上延ばすことが可能になるだろうと考えている。つまり、カーツワイル氏の考えでは、いつの日か人類は永遠に生きられるようになるということだ。彼は例として家を使用する。今の私たちは、家の状態が悪くなってもすべて修理することができる。自分たちの体に関して、私たちはそのような知識を持っていない――今はまだ。けれどもいつの日か、私たちは家のあらゆる機能を修理できるのと同じように、DNAを修復し、細胞や臓器を若返らせることができるようになる、そうカーツワイル氏は言う。

あいにく、私たちが人体に関して家の仕組みと同程度の理解を持つまでにはほど遠い。線虫やショウジョウバエの老化のプロセスを解明することですら、世界有数の頭脳を持つ科学者にとってももどかしいまでに難しいことなのだ。

さらには、老化の根本にあるものは何かという議論が存在する。老化のプロセスを止める、あるいはそれを緩やかにすると私たちが言う時、そもそも何を意味しているのだろうか？ すでに本書において、老化はふたつの部分に関係するものだという話をした。ひとつはより一般的な話で、細胞からの問題の蓄積に関係している。私たちの細胞は分裂が止まると、古くなり、死ぬ。細胞内や組織内の重要な構成要素がすり減る。細胞内の発電所に相当するミトコンドリアの効率が悪くなる。フリーラジカルの酸素が細胞の構成要素を攻撃し、損傷を与える。DNAの変異が重なると、がんなどの深刻な健康上の問題を引き起こしかねない。蛋白質が結合し、細胞の機能を妨げる。

老化のもうひとつの見方はより具体的だ。私たちは心臓病を発症する。結腸に腫瘍《しゅよう》ができる。脳にアミロイド斑と神経原線維変化が蓄積する。これらは老化の予兆で、私たち医療従事者はそれらが現れた時に治療を試みる。これらは「加齢に伴う病気」と呼ばれるカテゴリーでひとくくりにされる。私たちはそうした類いの問題の発生を遅らせたいと、可能であれば完全に回避したいと考える。

高齢者の間で一般的な病気の発症を阻止したり、あるいは遅らせたりできれば、私たちの多くがより健康でより長い人生を送れることは間違いない。けれども、それでもなお、私たちは老いる。細胞内の時計は進み続ける。三千年前の神話の登場人物ティトノスのような運命をたどることになるかもしれない。主神ゼウスはティトノスに永遠の命を与えたが、永遠の若さは与えなかった。そのため、ティトノスは永遠に生きているものの、老いさらばえてもうろくした状態で、部屋に閉じ込められているという。

見えつつある未来

そのため、不死を追い求めるうえでのゴールが元気な状態で老齢にまで達することなのは明らかだ。これは私たちが本書を通じて模索してきたことの核心を突いている。私たちはここまで、老化と闘い、より長くより健康な人生を送るために今の自分にできる基本的なことについて、いくつか議論してきた。未来はそれよりもはるかに多くのことを約束してくれる。

科学において、研究者たちは生物学的なプロセスを理解するために、まずはより単純な生物を見るのが一般的だ。老化の謎を解き明かそうと考える研究者たちは、カエノラブディティス・エレガンスと呼ばれる線虫、ショウジョウバエ、遺伝子操作したマウスなどでその問題に取り組んできた。これらの生物のそれぞれにおいて、研究者たちはより長い寿命と関連する遺伝子を発見した。これらの遺伝子はストレス抵抗性、新陳代謝、インスリン値と血糖値、細胞の成長と生存、フリーラジカルの生成などに影響を及ぼすことで、長寿をもたらすことができる。公正を期すために記しておくと、得られたのは長寿だけでなく、体の小型化、不妊、がんのリスクの高まりといった副作用もあった。

ＳＩＲ２と呼ばれる遺伝子は研究者たちから多くの関心を集めた。この遺伝子の変異体は酵母から人類に至るまで、あらゆる生き物の中に存在する。酵母細胞にＳＩＲ２遺伝子のコピーをひとつ加えると、寿命が三十パーセント延びた。同じ遺伝子のコピーを加えたことで線虫の寿命は五十パーセント延びた。研究者たちは「サーチュイン」と呼ばれる遺伝子の一部であるこの遺伝子が、生存のメカニズムを制御することで生物が逆境を生き延びる助けになっているかもしれないと考えている。

ＳＩＲは silent information regulator（沈黙の情報規制者）の略だ。ＳＩＲ２遺伝子は遺伝コードの特定の領域をアクセス不可能にすることで、ほかの遺伝子のスイッチを切る。長期にわたって作動していると、ＳＩＲ２は病気を寄せつけず、寿命を延ばす。具体的にどのような形で遺伝子がそれを行っているのかはわかっていない。こうした知識をもってしても、これまで誰ひとりとして不死の線虫やショウジョウバエを作り出すことはできていない。これまでは、だが。

ＳＩＲ２を理解することで、いつの日か私たちは病気とは無縁の、より長い人生を送ることが可能になるかもしれない。なぜなら、人間もほかの哺乳類も、その遺伝子の一種のＳＩＲＴ１を持っているからだ。マウスやラットの研究から、ＳＩＲＴ１によってコード化された蛋白質には動物の細胞の一部に対してストレスを克服し、細胞修復機能を増強させる効果があることを示している。

第二章で扱ったカロリー制限食のことを覚えているだろうか？　どうやらＳＩＲ２はカロリー制限によって活性化するようだ。カロリー制限食によるストレスがＳＩＲ２の活動を高めるらしく、それによって私たちの体の保護機能を増強され、より長い人生を送る助けになるかもしれないのだ。酵母、線虫、ショウジョウバエのカロリー摂取を制限すると、ＳＩＲ２の活動が活発になる。これらの生物はより長生きするようにもなる。ＳＩＲ２遺伝子を取り除くと、これらの生物に与えるカロリーを制限しても寿命には影響が及ばない。

赤ワインに含まれる成分で、脂肪分の多い食事と比較的高い喫煙率にもかかわらずフランス人が長寿である一因とされるレスベラトロール（第三章を参照）も、ＳＩＲ２を活性化させる。酵母、線虫、もしくはショウジョウバエにレスベラトロールを与えると、カロリー制限なしでも寿命が延びる。実際のところ、レスベラトロールを与えたショウジョウバエは餌を好きなだけ食べさせてもなお、長生きすることができるのだ。

研究者たちは高齢のアメリカ人を調査して、人間の染色体を形成する二十三組の蛋白質のストランドから長寿の手がかりを探し求めている。彼らが最新のスキャン技術を用いて探しているのは、私たちの遺伝コード中にある長寿遺伝子だ。この遺伝子は体に対して年を取らないように、あるいはゆっくりと時間をかけて年を取るように命じる。遺伝子が私たちの予想寿命に及ぼす影響は三十パーセントにすぎないが、どれだけ長く生きるのか――もしくは、心臓病のような加齢に伴う病気に何歳でかかるのか――に影響を及ぼすかもしれない遺伝子を発見できれば、潜在的な最大値まで長生きするための大きな進歩になるだろう。かなり高齢まで生きている人の遺伝子を理解することは、老化のプロセスそのものを司る仕組みの操作が可能になるような化合物を製薬会社が作る助けになるかもしれない。

長寿を探し求めて

こんにちでは一千人にひとりが百歳まで生き、そのほとんどが女性だ。百歳を迎える数少ない幸運な人たちは、驚くほど健康な状態でその大台に達する場合が多い。まず、多くの人がとても百歳には見えない。何らかの理由で、その人たちは時がよりゆっくりと流れているようなのだ。また、ほかの人たちと比べると、心臓病やそのほかの加齢に伴う病気にかかるのが二十年もしくはそれ以上遅い。当然ながら、ここで浮かぶ疑問はその理由だ。その人たちは遺伝子的に優れているところがあるのだろうか？　生命力を与える特性がある何かを食べているのだろうか？

一九九八年、ドクター・ニール・バルジライはニューヨークのアルバート・アインシュタイン医科大学で長寿遺伝子プロジェクトを立ち上げた。それまでバルジライ氏はカロリーを制限した動物の研究に取り組んできたが、遺伝子の寿命への影響に関心を抱くようになった。バルジライ氏と彼の率いるチームの研究は九十五歳以上のアシュケナージ系ユダヤ人（欧州などに定住したユダヤ人の子孫）が対象だ。彼がアシュケナージ系ユダヤ人を選んだのは、彼らが遺伝子的に見て比較的一様だという理由による。病気、戦争、反ユダヤの迫害により、十七世紀にはその数が推定で数十万人にまで減ってしまった。この（人口統計学的な観点からすると）小集団はその後に人数が急激に増加した。

この少数の「始祖たち」のおかげで、アシュケナージ系ユダヤ人の間で遺伝子の違いを見つけるのは容易なのだ。卵巣がんおよび乳がんの遺伝子が最初に発見されたのは、アシュケナージ系ユダヤ人の女性の研究からだった。

現在、バルジライ氏は健康で自活している長生きのアシュケナージ系ユダヤ人から長寿のための遺伝子マーカーを探している。イスラエル生まれのバルジライ氏によると、彼は若返りの泉を探しているわけではない。私たちひとりひとりが自分たちの持つ力を最大限に活用するための方法を探しているだけなのだという。そのためには科学と医学の力が必要だと考えていて、知識の進歩がどれだけ寿命を延ばせるかの例として自らの家族をあげている。バルジライ氏の祖父は六十八歳の時に心臓発作で亡くなった。父親もまったく同じ年齢で心臓発作を起こしたが、よりよい医療のおかげで父親は助かった。私たちがバルジライ氏と話をした時、彼の父親は八十三歳だった。自分やほかの研究者たちが老化のプロセスを遅らせる方法を解明できれば、人間は百歳を超えても、おそらく百二十歳までは健康でいられる力を秘めている、バルジライ氏はそう考えている。

老化の遺伝子的な手がかりを探すために、バルジライ氏と彼のチームは九十五歳以上の人の「家族の会」を準備し、その子供たちや、子供たちの夫や妻に集まってもらう。身内が一堂に会すると、簡単な身体検査と知能検査を行う。身長、体重、体脂肪、体温を測定し、採血を実施する。バルジライ氏は四百組近い家族のデータを収集してきた。そうした家族から採取した血液は現在、ブロンクスのアルバート・アインシュタイン医科大学にある彼の研究室の隣の大きな冷凍室内で、小さなバイアル瓶に保管されている。

　バルジライ氏が発見したのは、高血圧、糖尿病、心臓発作、脳卒中などの加齢に伴う病気が百歳以上の人たちの場合は発症が三十年ほど遅いことで、彼はその遅れに関して遺伝子が重要な役割を果たしていると確信している。事実、彼によると年齢を重ねるにしたがって遺伝子が果たす役割はより大きくなるという。百歳になる頃には、遺伝子が環境よりも重要になるそうだ。百歳を超える人の中には、中年の頃に肥満だった人もいた。九十年以上もタバコを吸っている人もいた。正確には、九十年以上、一日二箱吸っている人もいた。そのほかの不健康な習慣も、こうした百歳以上の人たちはどういうわけか克服し、大台を突破することができた。彼らは不利をひっくり返した。死を免れ、病気を回避した。何らかの形で遺伝子が彼らを守っているならば、その遺伝子が子孫に受け継がれているはずだ。超高齢者の子供たちも長生きできる可能性が高いはずだ。読者の皆さんの予想通り、実際にそうなのだ。バルジライ氏の研究から、百歳を超える人の子供たちは、食事や生活様式が同じ配偶者よりも概して健康だということが判明している。それとは別に百歳以上の人たちの調査を進めているニューイングランド長寿研究からは、百歳以上の人たちは平均的な寿命の人たちと比べると、九十歳以上まで生きたきょうだいのいる可能性が四倍になるとわかった。

　この事実の裏には何があるのだろうか？　バルジライ氏はいくつかの手がかりを導き出した。長寿は高いＨＤＬ（善玉）コレステロール値と低いＬＤＬ（悪玉）コレステロール値に関連しているようだ。長寿はＨＤＬ分子およびＬＤＬ分子のサイズがより大きな人に見られる傾向があり、バルジライ氏によるとそのことが心血管疾患、高血圧、インスリン抵抗性の低い発症率につながっているという。ＬＤＬコレステロールは血管壁に付着し、硬化してプラークになる。やがてプラークによって血管が狭くなり、心臓病や脳卒中のリスクが高まる。ＨＤＬコレステロールはそれとは逆の効果を持っていると思われ、血管をきれいに掃除する。一般的に善玉コレステロール値は年齢とともに下がるが、百歳以上の人たちの場合はそれが当てはまらない。バルジライ氏が出会った中には、予想の三倍を超える値の人がいたという。高いＨＤＬコレステロール値はかなり高齢になってからの精神的能力にも関連があるようだ。

自分の善玉コレステロール値を高めることに興味がある人は、適量のワインを飲んでみるのもいいかもしれないが、それで増えるＨＤＬは極めて微量で、バルジライ氏が百歳以上の人たちの間で見つけた数値と比べると増えていないに等しい。

超高齢者の善玉コレステロール値についてわかったことのほかに、バルジライ氏は百歳を超える人たちではかなり多くの割合で見られる三個の遺伝子を発見した。六十五歳の人の約八パーセントから十二パーセントがそれらの遺伝子を持っている。百歳以上になるとその割合は二十四パーセントから三十二パーセントほどだ。もちろん、これだけでそれらの遺伝子が長寿の原因だとは証明できないが、人並外れた寿命の高齢者と何らかの関連があるのは間違いない。三個の遺伝子のうちのひとつを持っている人は、持っていない人と比べて平均すると四年、長生きしていると思われる。これはかなり大きな数字だ。その遺伝子が持つ保護力を薬によって複製できれば、心臓病を治療する以上の効果をもたらしうる、そうバルジライ氏は語る。

ニューイングランド長寿研究でも長寿と遺伝子との関連に取り組んでおり、その研究者たちは長寿を可能にする遺伝子を少なくともひとつは含むと考えられる四番染色体の領域を特定した。この発見は長寿のきょうだい百三十七組の遺伝子をスキャンすることで得られた。

一般的に女性の方が長生きするので、長寿に関して女性に優位をもたらす部分がX染色体にあるのかもしれない。女性はX染色体をふたつ持っているのに対して、男性にはひとつしかない。

バルジライ氏は全部で百個の長寿遺伝子があるのではないかと考えている。そのうちのいくつかは必要ではあるものの、単独では長寿をもたらす力がないのかもしれない。現在、バルジライ氏は百歳以上の人のゲノムを五十万の異なる場所で調査中だ。それによって、どの遺伝子型が多く見られるかを見極められる。遺伝子が私たちの長生きを助ける方法には二種類ある。老化のプロセスそのものを遅らせること、あるいは加齢に伴う病気から守ることだ。

遺伝子は特定の蛋白質を合成するための情報を持っているので、バルジライ氏が発見した長寿遺伝子はそれぞれ、製薬会社が時の経過による損傷の撃退を助けるための機会を提供してくれるかもしれない。

「これまでに私たちが発見したことはどれも、投薬治療のターゲットになるかもしれない」バルジライ氏は語る。残念なことに、製薬会社はこれまでのところあまり興味を示していない。「老化対策の難しい点は、すぐに結果が見えないことだ。八年から十年はかかる」そのため、潜在的なアンチエイジング薬を検査するためのコストは約五億ドルになる。

製薬会社がより長生きするための薬の開発に興味がないというわけではない。ある製薬会社はすでにＨＤＬコレステロール値を高める薬を製造しているし、『ビジネスウィーク』誌の記事によると、ファイザーはＨＤＬを高める薬と、ＬＤＬコレステロールを下げる同社の大ヒット薬アトルバスタチン（商品名リピトール）を組み合わせた薬の開発に八億ドルを投じた。あいにく、臨床試験は失敗に終わった。

細菌と友達になる

研究者たちは二十一世紀の私たちが健康でいられるために、ほかにも斬新な方法を思い描いている。たいていの場合、細菌は私たちの友達だとは考えられない。結局のところ、細菌は食中毒から連鎖球菌性咽頭炎に至るまで、数多くの病気の原因なのだ。研究者たちはがんや腫瘍との闘いに使用するために細菌を操作することができないか、その方法の開発に取り組んでいる。具体的には次のようなことだ。サルモネラ菌は食中毒とそれに伴う苦しみを引き起こすことでよく知られている。この細菌は人間の腫瘍内でも活発に動く。そこで腫瘍細胞を破壊するように改変したサルモネラ菌を使った臨床試験が進行中だ。毒素を生成する細菌クロストリジウム・ノービイが腫瘍の死んだ内部を融かすのに使用できないかを見極めるための動物実験も始まっている。また、致死性の食中毒の原因となるリステリア・モノサイトゲネスを改変して腫瘍分子のように見せかけ、それによって体が持つ防御機能に腫瘍を攻撃させるというやり方にも目を向けている。

健康増進のためすでに私たちの体内にある細菌を使用することも、研究者たちの注目を集めてきた。セントルイス・ワシントン大学ゲノム学センターのジェフリー・ゴードン所長は、体重が増加しないよう代謝を調節する目的で私たちの腸内の細菌を使えるかもしれないと考えている。プレバイオティクスやプロバイオティクスは私たちの腸内細菌を操作するための方法としていかにも効き目のありそうな名称だ。人間の腸には種類にして五百から一千、数にして十兆から百兆の細菌が生息している。こうした細菌、古細菌（極端な環境に生息する細菌に似た生物）、ウイルスを合計すると、私たちの細胞の十倍の数になるが、最近まではそれらに関してほとんど知られていなかった。

けれども、こうした細菌の種——ひとくくりにして「マイクロフローラ」という響きのいい名前で知られる——は単なる寄生生物ではない。ほかの方法では消化できない食物繊維を、私たちが利用できる栄養素に分解してくれる。私たちはそれぞれ独自のマイクロフローラの組み合わせを持っているが、この微生物の共存者は絶えず変化している。もしこうした細菌が食物を分解し、脂肪として蓄えることを大いに得意としているなら、より肥満に陥りやすくなるかもしれない。ある推計によると、消化管内の細菌の差のせいで、ほかの人よりも三十パーセント多くのカロリーを摂取しても体重が増えない人がいるとのことだ。

私たちが細菌を操れたらどうだろうか？　脂肪として蓄えられるカロリーの量を減らすような形にマイクロフローラを変えることは可能なのだろうか？　そうすれば、私たちは体重が増えにくくなるのだろうか？　研究者たちはこうした疑問に対して大いに興味を抱いていて、それに対する答えがプロバイオティクスとプレバイオティクスだ。

プロバイオティクスは私たちの健康に有益な生きた細菌などの微生物を含む。意識してプロバイオティクスを摂取したことは今まで一度もないかもしれないが、間違いなく口にしているはずだ。なぜなら、ヨーグルトにはラクトバチルス・アシドフィルスという生きた細菌が含まれている。プロバイオティクスはほかの発酵乳製品の中にも生きている。ヨーグルトは何年も前から長寿と関連のある食べ物としてもてはやされていて、ラクトバチルス・アシドフィルスは体の免疫反応を高め、免疫系の活動の制御に関わるメッセンジャー分子のサイトカインの値を増やすことが実証されてきた。プロバイオティクスの支持者は、抗生物質による一連の治療を受けた後や、食事が不十分な場合、もしくは下痢に悩まされている場合には、腸内の善玉細菌の値が低くなることを特に注意するべきだという。

プレバイオティクスは腸内の細菌の成長を選択的に促すサプリメントで、生き物ではない。言ってみれば、ペットに餌を与えるのと同じように、腸内の細菌に餌を与えるわけだ。もちろん、私たちは体内の微生物に関してまだ多くを理解できているわけではない。微生物の遺伝子の数が私たち自身の遺伝子の百倍だということはわかっている。そのため、ゴードン氏はこうした腸の住人たちを「この膨大なコミュニティー」と呼ぶ。彼はその「コミュニティー」について、読者の皆さんや私がこれまで一回か二回しか訪れたことのない無秩序に広がった郊外都市について話す時のような口調で語る。彼はまた、人体を「超個体」として扱うのを好んでいて、その理由は私たちが同じ体を共有している複数の種（細菌と人間）の結合体だからだ。

細菌は消化のプロセスに不可欠な存在なので、ゴードン氏はそうした微生物を私たちの「肥満との闘い」に参加させることができるかもしれないと考えている。彼は無菌の実験室で細菌をまったく持たないマウスを育ててきた。食べ物の消化を助ける腸内細菌の恩恵がないと、無菌マウスは遺伝的に同じだが無菌の環境に置かれなかったマウスと比べて痩せている。それどころか、無菌マウスは餌をいくら食べても太らないのだ。ところが、細菌が存在する通常の環境に移すと、ほかのマウスと同じようにすぐ体重が増える。ゴードン氏は細菌の役割が消化だけにとどまらないと考える。腸内細菌はマウスの主要な遺伝子も抑制しているという。ＦＩＡＦ（fasting-induced adipocyte factor protein：空腹時誘発性脂肪細胞因子蛋白質）として知られるその遺伝子は、脂肪の蓄積を阻害する。ＦＩＡＦを抑制するとより多くの脂肪が蓄積されるようになる。無菌マウスはこの蛋白質を抑制しないので、スリムなままでいることができる。

「私たちは自分自身の理解に関して驚くべき時代に差しかかっている」ゴードン氏は語る。「個人に特化した栄養の段階に移ろうとしている」

ゴードン氏は、私たちがいつの日か「微生物のコミュニティー」を操作することが、「あるいは生物としての私たちをどのように操作しているのかを調べるために微生物をお手本として用い、治療目標を設定するためのひとつの方法として利用する」ことが可能になるだろうと言う。言い換えれば、脂肪の蓄積を促さない形で食べ物を消化するよう細菌を訓練することができないとしても、より有益な微生物がしていることを模倣すれば彼らから学べるかもしれないということだ。

ウイルスを仲間に引き入れる

ウイルスも将来は敵ではなく味方にできるかもしれない。研究者たちは改変したウイルスをがんと闘うための強力な配送システムとして使用するための方法に取り組んでいる。一九九七年、イギリスの医師たちは国の医学当局からの特別な許可を得て、神経膠腫と呼ばれる脳の悪性のがんを発症した二十一歳の男性の脳に、生きた単純ヘルペスウイルスを注射した。世界で初めて行われたその治療法は、効果があった。腫瘍はなくなり、余命四か月を宣告されたその男性は、本書の執筆時点でも元気だった。

HSV1716を用いた治療の先駆けとなったグラスゴー大学のS・モイラ・ブラウン氏は、研究に専念するためにクルセード・ラボラトリーズという会社を興した。このイギリスの会社はヘルペスウイルスの成長に関わる蛋白質をウイルスから取り除く。そのウイルスが注射されると、同じ蛋白質をがん細胞から盗み取るので、やがて腫瘍は小さくなり、時には完全に消えることもある。目標はがん細胞を殺すことだ。成長蛋白質を持たない健康な細胞に到達すると、ヘルペスウイルスは拡散が止まる。

クルセード・ラボラトリーズはヨーロッパで神経膠腫の治療に単純ヘルペスウイルスを使用する認可を得た。また、同社は卵巣がんやほかのがんの治療にもウイルスを使用する臨床試験も進めている。アメリカの研究者たちも脳腫瘍や肝臓がん用に「ウイルス療法」と呼ばれるものに取り組んでいる。

ウイルスはがん細胞を正確無比に攻撃し、ほとんど副作用がないため、ウイルス療法は有望視されている。がん細胞を破壊し、健康な細胞には手を出さないため、ウイルス療法は正確さに関してははるかに劣る化学療法や放射線療法とは一線を画している。ある推計によると、化学療法の薬剤は六個のがん細胞を殺すたびに一個の健康な細胞を殺している割合になるのに対して、ウイルスは千個以上のがん細胞を殺しても健康な細胞は一個しか殺さない。

交換可能な自分

レイ・カーツワイルをはじめとして、より大きな視野で考えている人たちがいる。彼らは自分の細胞を使って交換用の臓器を作れる日がいつかはやってくると信じている。心臓、肝臓、腎臓、あるいは肺が古くなったら、それらを取り換えることができるようになると信じているのだ。ノースカロライナ州ウィンストン・セーラムにあるウェイク・フォレスト大学のドクター・アンソニー・アタラは、患者本人の細胞から新しい膀胱を培養して歴史に名を残した。それに成功したことで、彼は研究室で人間の臓器を培養し、それを人間に移植した初めての科学者となったのだ。

詳しく調査するため、私たちは彼の患者のひとりと話をした。ケイトリン・マクナマラさんという十六歳の女性だ。彼女は生まれながらの二分脊椎だった。これはまれな先天性欠損で、脳と脊髄の発達が阻害される。マクナマラさんが成長するにつれて、彼女の両親は娘の膀胱が正常に機能していないことに気づいた。彼女の膀胱は指抜きほどの大きさしかなく、通常の量の尿をためておくことができなかったのだ。膀胱に入り切らなかった分は腎臓に戻ってしまっていた。やがてマクナマラさんは尿を漏らすようになり、そうした恥ずかしい事態を自分ではコントロールすることができなかった。それればかりか、彼女の腎臓にも悪影響が及んでいた。医師たちは彼女に選択肢を与えた。ひとつは腸の一部を使って新しい膀胱を作ることだが、この手術には合併症のおそれがあった。もうひとつは彼女自身の細胞から新しい膀胱を培養することだった。マクナマラさんはアタラ氏の手法を選び、この新技術を試す七人の患者のうちのひとりとなった。七人全員が新しい膀胱でより多くの尿をためられるようになり、失禁の回数も減ったと答えた。

アタラ氏は患者の膀胱から小さな断片——切手よりも小さな大きさ——を採取し、筋肉と膀胱の細胞を取り出してシャーレで培養する。十分な数の細胞が揃うと、膀胱に似せた形の３Ｄの型に移し、培養を続ける。数週間後、細胞が生物工学による膀胱を完成させると、患者の膀胱に移植される。もちろん、この領域に取り組んでいるのはアタラ氏だけではない。患者から軟骨の細胞を採取し、培養し、再移植する医師もいる。火傷の患者のために皮膚を培養する医師もいる。そしてこれは始まりにすぎない。

膀胱よりも複雑な臓器を研究室で培養するためには、まだ多くの研究をしなければならない。また、生物工学における素晴らしい偉業の一方で、アタラ氏は患者の膀胱すべてを取り換えたわけではないことも心に留めておく必要がある。そのためには腎臓から膀胱に尿を運ぶ尿管と新しい膀胱をつなぐための高度な手術が要求される。アタラ氏が行ったのは新しい膀胱を既存の膀胱につなぐ手術だったのだ。

究極の目標は患者自身の幹細胞を使用してのまったく新しい臓器や組織の生成だ。幹細胞とは米粒よりも小さな包括的な細胞の塊で、受胎から数日後に発達し、体にある約二百種類の細胞のどれにでもなることができる。皮膚、骨、心臓、肺、脳はいずれも、これらの未使用の多用途な細胞から発生する——まさに体の万能細胞と言えるだろう。幹細胞から新しい心臓、腎臓、もしくは肝臓を培養することは、拒絶反応のリスクとは無縁の新しい臓器につながる。

これを実現するために、科学者たちはまずあなたの腕もしくは体のほかの部位から細胞を一個採取し、ＤＮＡが含まれる核を取り除き、その細胞をあらかじめ核を取り除いておいたドナーの卵細胞に移植する。それを五日から七日培養すると、胚細胞が形成される。そこから細胞に特定の栄養素と成長因子を与えると、希望する種類の細胞ができる。その細胞を使用するためだけに胚を作り出すことは、ブッシュ元大統領などの人たちが倫理的に好ましくないと考えているが、世界各地の科学者たちはその研究を前に進めている。幹細胞の注目度やその有望さを考えると、人間の胚性幹細胞が一九九八年に発見されたばかりだというのは信じがたい。

ただし、幹細胞を収穫する場所は胚だけではない。骨髄や臍帯《さいたい》などほかの組織からも取ることができるが、異なる種類の細胞に成長できる能力という点では、それらの場所からの幹細胞は胚性幹細胞と比べてより限定的と思われる。近年、幹細胞は大いなる期待と熱狂、臨床研究、そして議論の的になっているが、幹細胞治療自体は新しいものではない。一九七〇年代から存在し、がん患者の命を救ってきた。それは骨髄移植と呼ばれるもので、化学療法あるいは放射線療法によって骨髄を破壊された患者に対して使用される。

幹細胞の再生能力が大いに注目されるようになったのは最近のことだ。幹細胞療法が深刻な進行性のパーキンソン病に苦しむ人たちに使用できるのではないかとの期待がある。膵臓内の「膵島」と呼ばれるインスリンを分泌する細胞が失われることで発症する一型糖尿病の治療に幹細胞を使用しようと考えている人たちもいる。また、脊髄の損傷で体の麻痺した人が、幹細胞によって再び歩けるようになるかもしれないとの期待もある。すでにカリフォルニア大学アーバイン校の研究者たちからは、麻痺したラットに幹細胞治療を施したところ歩けるようになったとの報告があがっている。幹細胞は糖尿病のマウスの治療や、アルツハイマー病およびパーキンソン病に似た症状のラットやマウスへの効果も有望視されている。

幹細胞の使用法としてほかに考えられているものには、嚢胞性線維症の患者用の新しい肺組織、目の見えない人のための新しい角膜もしくは網膜組織、耳の聞こえない人のための内耳の新しい有毛細胞、脱毛症のための新しい毛包、二型糖尿病の患者の膵臓へのインスリンを分泌する新しい細胞などがある。高齢者は病変となった、あるいはすり減った脳細胞、筋肉、骨、軟骨、皮膚を交換できるかもしれない。可能性はいくらでもある。新しい歯を育てるのに幹細胞を使えるのではないかとの話もある。

何よりも大胆な予測に当たるのは、まったく新しい臓器を作り出すという幹細胞の可能性だろう。心臓病を患っている人は、自分の幹細胞から新しい心臓を作ることができる。これが実現すれば、今の私たちが家の問題を修理できるような形で体の問題を修復できるようになるというカーツワイル氏のたとえにより近づくことになる。それによって体内のある臓器が体のほかの部分よりも早く老化するという問題を解決できる。それによって私たちは実質的な不死の領域に足を踏み入れることになる。

幹細胞研究を巡ってメディアから非常に多くの注目が集まっているにもかかわらず、私たちが自家製の臓器を手に入れるのは、あるいは幹細胞のそのほかの医療での可能性が実現するのは、おそらくまだ何年も先の話だろう。それでもなお、初期段階の研究は幹細胞の潜在性を垣間見せてくれる。例えば、胚性幹細胞は研究室のシャーレで、収縮・弛緩して心拍を生み出す心筋細胞に育てることが可能だ。ただし、その心臓組織を心臓に病気を抱える患者の助けになる形で移植するとなると、いくつもの複雑な難題に直面することになる。

自力で再生する

指や手足、さらにはもしかすると損傷を受けた臓器の一部までも取り換えることが可能な別の方法が存在するものの、幹細胞を巡る盛り上がりのせいでほとんど注目されてこなかった。それは自力での再生だ。不可能なことではない。人間は肝臓のほとんどを手術で取り除いたとしても、再び成長させることができる。また、私たちは血液やいちばん外側の皮膚も再生できる。子供の場合は爪の根本よりも上の部分ならば、指の先端も再び作れる。もちろん、手足全体を再生可能なサンショウウオと比較すれば、それくらいは大したことではない。サンショウウオなどの両生類や一部の種類の魚類は、腸や脊髄、さらには心臓の一部など、体のほかの部分も再生可能だ。そうした動物たちは、損傷部分の成熟細胞を未熟細胞に変換し、それらがひとつに固まって「芽体」と呼ばれるものになる。その芽体が失われた体の一部を再成長させるのだ。

人間をはじめとする哺乳類は、負傷箇所の成熟細胞を未熟細胞に変換して組織を再生させる代わりに、傷跡ができる。科学者の間には、私たちがこの方法を進化させたのはがんを生じさせる可能性を減らすとともに、よりしっかりとした免疫系を持つためだったのではないかという意見もある。しかし、研究者たちは現在、臓器を胚の中で成長させる化学的プロセスを研究している。胚の中での臓器の成長を調節する化学的な信号を模倣する薬物療法が開発できれば、肝不全の成人が新しい肝臓を育てることもできるのではないか、そう考えている。骨形成蛋白質7と名づけられたそんな蛋白質のひとつの試験から、肝臓病の患者の組織の損傷や傷を元に戻し、機能を改善させる可能性があると示されている。

哺乳類が組織を再生できるかもしれないという考え方は、二〇〇五年にMRLとして知られる実験用マウスが切断された手足、さらには心臓、肝臓、脳の一部を再生できる能力を示したことで弾みがついた。それよりもさらに驚きなのは、MRLマウスの細胞を普通のマウスに注射すると、それまでは取り立てて変わったところのなかったマウスに組織を再生する力が備わったことだった。つまり、私たちは長寿と実質的な不死の実現に一歩近づいたというわけだ。

時計の進みを遅らせる

老化のプロセスを遅らせることで長寿を目指す方法を見極めるためには、もっと深く踏み込む必要があると考える研究者もいる。彼らは老化の根本原因が、細胞の発電所に相当するソーセージ型のミトコンドリアへの酸化的損傷にあると考えている。ミトコンドリアを若返らせれば時計の針を戻すことになる、そう彼らは推測する。それは次のような理由による。ミトコンドリアはそれぞれ、細胞核のDNAとは別に、独自のDNAを持っている。この小さくて丸いDNAのストランドは細胞内でエネルギーが生成される場所のため、フリーラジカルとそれらが引き起こす変異にまともにさらされることになる。さらに具合の悪いことに、ミトコンドリアには細胞核と同じようなDNAの損傷を修復する精巧な仕組みが備わっていない。核のDNAよりも頻繁にコピーされ、しかも核が使用しているものよりもエラーを起こしやすい酵素によって複製される。そのことを考えると、ミトコンドリアのDNAに変異が早く蓄積するのは当然だ。一般的に言って、年長者のミトコンドリアのDNAには様々な変異が見られる。科学者たちが十五年の間隔を空けて同じ人を検査したところ、ミトコンドリアの変異の蓄積が判明した。変異が臨界値にまで達すると、細胞でのエネルギー生成が減少し、ついには細胞が自滅する。脳や心臓、もしくはほかの臓器で置き換えられるよりも速く細胞が死ぬようになると、その結果として機能が失われ、それを私たちの多くは老化と考える。

研究者たちはミトコンドリアの操作を試み始めている。彼らはより変異を起こしやすいマウスを作り出した。これらのマウスは早死にするほか、抜け毛、背中の曲がり、聴覚の喪失、骨粗しょう症をはじめとして、明らかな老化の兆候の多くを比較的若い年齢から示すようになった。そのことだけでは、フリーラジカルによるミトコンドリアの損傷が老化の原因だという証明にはならない。ただし、研究者たちが次に行ったことは、間違いなく彼らの主張に重みを与えた。第三章で扱ったカタラーゼを覚えているだろうか？　フリーラジカルと闘う酵素だ。ワシントン大学の老年学者ピーター・ラビノビッチ氏と彼のチームがミトコンドリアにより多くのカタラーゼを与えたところ、マウスは二十パーセント長生きするようになり、心臓病などの加齢に伴う問題の発生も通常より遅くなった。現段階ではカタラーゼをミトコンドリアに送り届けることが途方もなく難しく、ミトコンドリアの力を高めるカタラーゼ療法が近いうちに私たちも利用できるようになる可能性は低い。

暗号の解読

二十三組の染色体それぞれの末端には、科学者たちが何年にもわたって遺伝子上の謎と考えていたひも状のＤＮＡがある。それらはテロメアと呼ばれる。テロメアの配列は一万のヌクレオチドから成り、何度も繰り返される。テロメアは私たちの体のＤＮＡを含む各染色体の末端部を占める。細胞が分裂するたびに、テロメアの配列は短くなる。テロメアの短縮は時間をかけて一定のペースで進む。ある程度まで短くなるとＤＮＡが正しく折りたたまなくなり、細胞の分裂が停止する。体細胞（生殖に関わらない細胞）の場合、これには二百九十日ほどかかる。一本の染色体のひとつのテロメアが短くなりすぎるだけで、細胞の分裂は止まる。また、遺伝子からテロメアの先端までの距離が、遺伝子の働きに影響を及ぼしているらしい――そして、老化において役割を果たしているようだ。

私たちの染色体のテロメアの長さは長寿と関連がある。平均すると、より長いテロメアを持つ人は、テロメアがより短い人よりも長生きする。予想通り、女性は男性に比べてテロメアがよりゆっくりと短くなる。また、より長生きする。一般的に言って、冠動脈疾患の人はテロメアがより短い。慢性疾患の子供を抱えた女性はほかの女性よりもテロメアが短い。テロメアが失われる速さは予測が可能で、そうした女性の細胞はストレスの少ないほかの女性と比べると九歳から十七歳も年を取っていたそうだ。テロメアがより短いと感染のリスクも高まるらしい。

現在、研究者たちは私たちの生物時計がどの程度まで進んでいるのかの目安としてテロメアを測定している。例えば、ロンドンの聖トーマス病院のティム・スペクター氏は、年齢が十八歳から七十六歳までの女性一千百二十二人の白血球にある染色体末端のテロメアの長さを測定した。それによると、最年少の女性のテロメアは約七千五百塩基対の長さだということがわかった。その長さは平均して一歳ごとに二十七塩基対ずつ減少していたが、生活様式が「時計の針」を劇的に速める可能性があるという。スペクター氏はこれらの測定結果を老化の予定表として使用し、喫煙者は非喫煙者と比べて生物学的に平均で四・六歳分、肥満の女性は細身の女性と比べて八・八歳分、年を取っていると結論した。スペクター氏の計算によると、肥満の喫煙者は細身の非喫煙者よりも少なくとも十歳分は年を取っていた。研究者たちはいつの日か、テロメラーゼというそれにふさわしい名前の酵素が、プロセスの進み方を逆転させ、テロメアの長さを維持したり、より長くしたりすることが可能になるのではないかと期待している。これによって完全に不死の細胞を作り出すことができれば、長寿を目指すための鍵になるはずだ。

将来、科学者たちはテロメアを長くすることで細胞の寿命を延ばし、細胞の時計の動きを変えようと試みることだろう。ゴールは不死の細胞を作ることだが、細胞を本来の寿命から解放することには用心するべきだ。私たちの誰もがよく知る不死の細胞がある。それらはがん細胞と呼ばれる。難しいのは「野獣」を解き放つことなく、私たちの細胞を選択的に若返らせる方法だ。私たちはほかのほとんどの種と比べて細胞の数が非常に多く、しかも非常に長生きなので、がんを抑え込むためにテロメアの短縮を必要としているのかもしれないのだから。

ナノテクノロジー

すでに述べたように、レイ・カーツワイル氏が思い描く将来的な不死への最後の懸け橋になるのがナノテクノロジーだ。これはもはやSFの世界の話だ。彼やほかの人たちは原子のレベルのエンジニアリングを、私たちの体のシステムをプログラムし直すための方法と見なしている。顕微鏡でしか見えないような微小なナノロボットが私たちの血流内を移動し、病原体と闘い、DNAの変異を修正し、老化のプロセスを反転させる。また、私たちの消化器官や心臓の代役を務め、酸素や二酸化炭素を体中に巡らせる作業を受け継ぐ。カーツワイル氏はナノロボットが脳内を巡回することで、私たちはもっと賢くなるとまで予言する。彼はこの変化について、人体のバージョン1・0がバージョン2・0に置き換わると形容する。

すでに科学者たちは、直径わずか七ナノメートルの穴を開けたカプセルで糖尿病のラットにインスリンを送り込んだり、微小な回転スクリューで小さな腫瘍に薬を注射したり、矮小歯の個々の細胞を取り込んだりするナノテクノロジーを開発してきた。一部が筋肉、一部が機械でできていて、グルコースで動くマイクロマシーンも制作してきた。ナノメディシンに取り組む企業や研究所が何十カ所もあり、新たな画期的発見が毎日のように出現している。

カーツワイルの予言が現実化の方向に進みつつある一例をあげると、マサチューセッツ工科大学の研究者たちは腫瘍の内部でナノ粒子をまとめる技法を開発した。ナノ粒子の塊はＭＲＩで検知できるほどの大きさになる。

冷凍保存

ここまで述べてきたことのいずれもうまくいきそうにないと考えるならば、いつでも生物学的なタイムを要求することができる。体を冷凍させる取り決めを結び、科学が進歩して無限に生きられるようになったら解凍してほしいと指示を残しておけばいいのだ。

私たちはニュース番組用にブライアン・ハリス氏と話をした。彼は子供を持つ二十九歳の男性で、死んだら体を冷凍保存するという手続きをすませた。ハリス氏は孫の孫の、そのまた孫の、そのまた孫に会うのを楽しみにしていると話してくれた。彼をはじめとして一千人ほどの人たちは、自らを「クライオニシスト（人体冷凍保存者）」と呼ぶ。彼らが法的に死を迎えるとすぐに、冷凍の工程が始まる。死後数分以内に開始することが理想的だ。目標は組織を生かしておくことにある。そのことを念頭に置いて、組織を破壊する氷の結晶ができるのを防ぐために、体内の血液とほとんどの水分は入れ替えられる。冷凍の工程が完了すると、体——頭部のみのこともある——は巨大なマグボトルに似た容器内の液体窒素に浸して保存される。費用は決して安くない。クライオニシストにサービスを提供する最大の会社と思われるアリゾナ州のアルコー延命財団の場合、全身の保存に十五万ドル、頭部と脳だけでも八万ドルの費用がかかる。これまでに七百人以上が死後に冷凍保存される契約をアルコーと結んだ。現在冷凍中のアルコーの七十三人の顧客の中には、二〇〇二年に死去したメジャーリーグのスター選手テッド・ウィリアムズがいる。サスペンデッド・アニメーション（仮死状態）という楽観的な名前を持つ同様の会社が、二〇〇五年にフロリダ州で発足した。

現在、外科医たちは冷やした患者を仮死状態——心臓が停止し、血液を体から抜き取り、脳の電気的な活動も止まった状態——にする方法を模索中だ。すでに私たち脳神経外科医は、薬と低体温法を組み合わせることで患者を昏睡状態にさせ、さらには心臓と脳を停止させることもできる。この方法は、脳神経外科医が届きにくい場所にある脳動脈瘤をクリッピングする時などに役立つ。脳内を血液が流れていないので、医師が手術を行っても出血しない。体のすべての活動を停止させる手法はまだ開発途中の段階で、現在はブタを使っての実験が実施されている。外科医たちが負傷やそのほかの損傷を修復している間、数時間にわたってすべての代謝活動を極めて緩やかな状態にまで持っていけるのであれば、その次の段階として命を無期限に——あるいは、科学が進歩して患者の苦しみを治せるようになるまで——停止させることはどうなのだろうか？

言うまでもなく、現在の科学技術は死んで凍結した人を生き返らせるまでには遠い状態にある。移植用に提供された臓器のほとんどは二十四時間しか保存できない——心臓をはじめとするもっと複雑な臓器の場合はそれよりも短い。しかも、それらはいったん冷凍してから元に戻すわけではない。それでも、たとえクライオニシストではなくとも、希望は常に人の心に湧き上がる。「いつの日か必ず火星に行くことになるのと同じように、冷凍保存された人たちもいつの日か必ずよみがえることになる」アルコーの院長のドクター・スティーブ・ハリスは語った。人体冷凍保存を信じる人たちの中には、蘇生した時のための蓄えとして「個人復活信託」を設定し、将来のための資金計画を立てている人さえもいる。

ここまでいろいろ書いてきたものの、私としては小切手帳を取り出したり、人体冷凍保存用の預金口座を開いたりすることはお勧めしない。未来について、および科学の可能性については信じているものの、私たち自身潜在能力を実現させて成果を得るだけでもするべきことがたくさんあると思っている。それができるのであれば、あなたの未来はすでにやってきているのだ。

第十章　長寿を目指す

　この本を購入した皆さんは、寿命を延ばし、さらにはよりよい人生を楽しむための方法を探していると考えて差し支えないだろう。今このことについて考え始める何らかの理由があるのかもしれない。ある日、目が覚めて洗面所の鏡を見ていたら、また白髪が増えていることに、あるいはしわが増えていることに気づいたのかもしれない。身近な人の悲しい死を経験したのかもしれない。それとも状況はもっと深刻で、この本を病院のベッドの上で、あるいは健康上の危機的な経験をした後に自宅で読んでいるのだろうか。私たちは毎日、死の危険にさらされていて、そのたびに自分たちの命がどれほど大切なものなのかを思い知らされる。正直なところ、私の力では皆さんの助けにならないことがあまりにも多い。人生には障害や難関がつきものだし、皆さんは最善を尽くしてそれらを克服しようと努めることになる。

　けれども、本書は皆さんがコントロールできることについて、およびコントロールするべきことについて扱っている。今日から実行できる人生においての簡単な変化のすべてをじっくり見ていくと、私たちはすでに実質的な不死への道を歩み始めているのだと実感する。自分たちの健康を真剣にコントロールすることに関しては、すでに私たち自身がその力を持っているのだ。体と心が自分に何をもたらしてくれるのか、その秘めた力を皆さんは知らない。幹細胞治療や人体冷凍保存の実現を待つ必要はないし、店に出向いて何百ドル分ものサプリメントを買うように勧めるつもりもない。そして自らの遺伝的な性質に運命を委ねるつもりもない。

世界中に、そしてあなたのすぐそばにも、老化の忍び寄りを着実に押し戻している人たちがいる。その人たちはただ衰え、力を失い、自分が無価値に感じられるのを甘んじて受け入れるつもりなどない。彼らはある意味で実質的な不死――自分が生きたいと思う限りは生き、もう十分だと感じた時に死ぬこと――を実現しつつある。

それは八十六歳まで競技に出場したことのなかったアスリートが、美しく生きることに関して激しい運動を通じて私たちに何を教えてくれたのかを理解することと関係がある。それは百三歳になってもなお、普通に働いて新しいボーイフレンドを見つける沖縄の女性を知ることとも関係があるのかもしれない。九十五歳になってもスポーツカーでドライブを楽しみ、日課のトレーニングとして階段の上り下りを続けている私の友人レオナルド・エイブラハムさんと一緒に一日を過ごす必要があるのかもしれない。三人とも長寿を目指している最中だし、もう十分だと満足するにはまだほど遠いところにいる。

私は新しくできた娘セイジのために長寿を目指すことに決めた。私がキーボードに向かい、本書を執筆している間にも、彼女はずいぶんと成長した。彼女のために私は毎日、口にする食べ物や摂取するカロリーの量についてより賢明な選択を下すようになった。これまで取っていたサプリメントの一部は捨て、より栄養が豊富で、しかもおいしい食べ物を――毎日少なくとも七つの異なる色の食品を――食事に加えた。もっとも、それらの食品と色の中に、赤ワインやダークチョコレートが含まれていることは否定しない。毎日、新たな負荷のかかる運動で体を驚かそうとしているし、とても重要な上半身のトレーニングを常に取り入れている。その運動が年を取ってから呼吸器疾患を寄せつけない助けになってくれるし、そのおかげでかつての大学時代の体形を取り戻すこともできた。

物事に取り組む姿勢もどういうわけかいい方向に変化した。一日の終わりに以前ほど疲れたりストレスを感じたりしなくなった。それはストレスが多すぎると寿命を縮めるかもしれないことをわかっているという理由もあるだろう。同時に、本書に記したアドバイスに従うことで私の寿命は延びるだろうし、長寿を目指そうとの挑戦も成功するに違いないという理由もあるだろう。本書では長寿を目指すために今日から始められることについての最良のアドバイスを、簡潔な形で、しかも巷にあふれる多くのアドバイスとは一線を画す形で、読者の皆さんに提供してきた。皆さんが読んだことはすべて、大切だし事実に基づいているし、皆さんの人生をよりよく、より長くするうえで実際に役に立つはずだ。

不死はすぐそこまでやってきていて、初めて私たちにも手が届きそうな距離にある。不死への道筋は必ずしも楽なものではないが、セイジにとって、そして私にとって、それだけの価値はあるものなのだ。きっと皆さんにも同じように感じてもらえると思う。それ以上に大切なものなどないのだから。

若々しく生きるための模索〈本書の読みかた〉

石浦章一（東京大学名誉教授、新潟医療福祉大学特任教授、京都先端科学大学特任教授、同志社大学客員教授）

本書『「健康長寿」の科学』は、「いつまでも若いままでいたい」という人間の最後の欲望が可能かどうかを調べて1冊の本にしたもので、少々古いが、今でも通用する科学事実を上手にまとめたものである。これを読むと、どの時代でも人間の考えることは同じで、無駄ともいえる試行錯誤が繰り返されていることがわかる。身体に良い食べ物、適度な運動、そしてあの長寿法。この最後の長寿法については、この文の最後で明らかになる。

第一章は健康寿命の話である。もちろん、寝たきりで長生きしても満足できないのは当然で、とにかくピンピンしていなければいけないのだ。自分でスーパーに買い物に行くのはもちろん電車にも乗れ、自宅ではひとりでトイレに行ける。誰かに介助してもらわなければいけなくなったら、その期間は健康寿命には入らないのである。寿命は遺伝か環境か。これはいつでも問われる問題だが、ほぼほぼ環境の寄与が大きいのは当然である。すなわち、食習慣、運動習慣など、自分で決められるものに依存するのである。

第二章では、沖縄の人の長寿の話が出てくる。二十年前までは、沖縄、サルディニア島、コスタリカなどに長寿村があると言われてきた。しかしこれらの地域は貧しい人たちが多く、なぜ長寿になるかについては多くの議論があった。後に出てくるカロリー制限の効果ではないかとも言われていた。しかし残念ながら今では、沖縄長寿村はなくなってしまった。米国風の食習慣が沖縄に入ってきたため、日本の中でも沖縄人は長寿とは言われなくなったのである。この章には食欲の権威ロールズ博士の研究が紹介されている。内容は本書をお読みになればわかるが、ロールズ博士の有名なもうひとつの研究を紹介しよう。ある時、同じカロリーの煮込みを三つ作り、最初の第一群の人たちには煮込みだけを、第二の群には煮込みにコップ一杯の水を加えてどろどろのスープにしたものを、第三の群には煮込みと前と等量のコップ一杯の水を与えて水を飲みながら煮込みを食べてもらった。そしてそのあとバイキング料理を食べさせたところ、第二群だけが、料理を二十五％食べられなかった、という結果を得たのであった。どういうことか？　すなわち、スープの見た目によって満腹感が得られる、という結果だった。「バイキングの時は最初にスープを食べるな」という鉄則である。人間とは面白いものだ。

第三章はサプリメント、第四章は運動、第五章は記憶力というように、長寿に必要な研究がその後も目白押しである。日本人でサプリメントを飲んでいない人を探すのは大変なほど、サプリメント市場は大賑わいである。でも、本当に効くのか？　効くのなら薬になっているのではないか、という常識的な考えが今や通じないのである。特に本著者が強調している「サプリメントは安全だという思い込みが問題だ」という意見に、私は大賛成である。サプリメントで長寿になった例はない。著者はしつこいほど、このことを追究しており、数々のデータを見るとサプリ業界がどうして今でも隆盛を極めているのか、たいへん不自然である。

最近でも、サプリの効果はホルミシスだという意見が流れている。ある物質が高濃度あるいは大量に用いられた場合は有害であるが、低濃度あるいは微量に用いられれば逆に有益な作用を果たす現象をホルミシスというのだが、ポリフェノールの効果もホルミシスだとか、いや運動もそうだ（確かに適度な運動は身体に良いが、やりすぎは毒）など、本などで騒がれている。しかしこれは詭弁のようなもので、実は塩や酒だってホルミシスであり、すべての物質にホルミシス効果があるのである。

第六章にはがんのことが、第七章は肥満、というように、私たちの身の回りで起こっていることが上手にまとめられているので、たいへん読みやすい。最後は、明るく生きよう、などという章に変わり、「考え方」や「ストレス対処」の話で締めくくられている。最後は、なんだ、結局これらのメンタルが一番大切なんじゃないかという話だ。長寿の人は最後にはひとりになる。誰も助けてくれない世界でどう正気で生きるかが問題になっているのである。皆さんはバカにしているだろうが、メンタル以上に重要なものはあるだろうか。ポツンと一軒家だって、ひとりで不便な山奥に暮らせる人は、メンタルが強い以外に考えられないだろう。

私の興味は、最後に紹介してあるカロリー制限の話である。普段食べているカロリーを二、三割減らせばかなり長生きできるという話で、線虫からマウスまで、ほぼすべての動物で長寿が証明されている。では、人間は？　というのが最後の疑問である。ご存知のように、人間でもこれを実施している人たちがいて、その人たちが長生きするかどうかが知りたいのだが、これがとても勧められるものではなさそうなのである。まずQOLが悪くなる。痩せるのは当然として（見栄えが悪くなる）、冷えがひどく厚着が必要になり、骨がゴッゴツ見えるようになる。場合によっては、鬱になりやすい、という話もある。長生きと生活の質のトレードオフというのが結論なのだが、皆さんはそれほどまでして長生きがしたいと思いますか？　マウスの実験では、カロリー制限が寿命延長に効いているのではなく、毎日長時間の絶食が効果があったという話もあるのだ。断食で長生きできるなら儲けものだが、本当かどうかの証明にはあと十数年の時間が必要かもしれない。

著者紹介

サンジェイ・グプタ（Sanjay Gupta）

脳神経外科医。『タイム』誌のコラムニスト、CBSニュースの寄稿者、CNNの主任医療担当記者を務め、CNNでは日々のレポート、最新のニュースの取材など、医学関係の取材に多くの役割を果たす。

CNNに加わる前はテネシー大学セムズ・マーフィー・クリニックの、それ以前はミシガン大学医療センターの脳神経外科医だった。二〇〇〇年にはグレートレイクス脳脊髄協会のフェローになったほか、一九九七年にはわずか十五人しかいないホワイトハウス・フェローに選ばれ、ファーストレディのヒラリー・ロダム・クリントンの特別顧問を務めた。

様々な学術誌に記事が掲載され、多くの称賛を集めてきた。二〇〇六年にはエミー賞のほか、個人のジャーナリストとしては最多となる四回のNational Headliner Award受賞。二〇〇四年にはアトランタ記者クラブから年間最優秀ジャーナリストに選出された。彼の取材でCNNは権威あるピーボディ賞とデュポン賞を受賞した。彼は全米報道写真協会の人道賞、全米ヘルスケア・コミュニケーターズの金賞を獲得したほか、国際健康医学メディア賞のファイナリストにもなった。

訳者紹介

桑田　健（くわた　たけし）

東京都出身。東京外国語大学外国語学部英米語科卒業。訳書に『地球　驚異の自然現象』（河出書房新社）、『ビッグデータベースボール』（KADOKAWA）、『セックス・イン・ザ・シー　講談社選書メチエ』（講談社）、『サッカーはなぜ11人対11人で戦うのか？』（扶桑社）他、多数。

カバーデザイン：小栗山雄司
写真：Shutterstock

「健康長寿」の科学

発行日　2023年3月30日　初版第1刷発行

著　者　サンジェイ・グプタ
訳　者　桑田 健

発行者　小池英彦
発行所　株式会社 扶桑社
〒105-8070
東京都港区芝浦1-1-1 浜松町ビルディング
電話　03-6368-8870（編集）
03-6368-8891（郵便室）
www.fusosha.co.jp

印刷・製本　タイヘイ株式会社 印刷事業部

Printed in Japan
ISBN 978-4-594-09163-7